安徽省哲学社会科学规划青年项目（AHSKQ2022D111）

新安医学

医案类典籍文献

文化考察与学术研究

卜菲菲 著

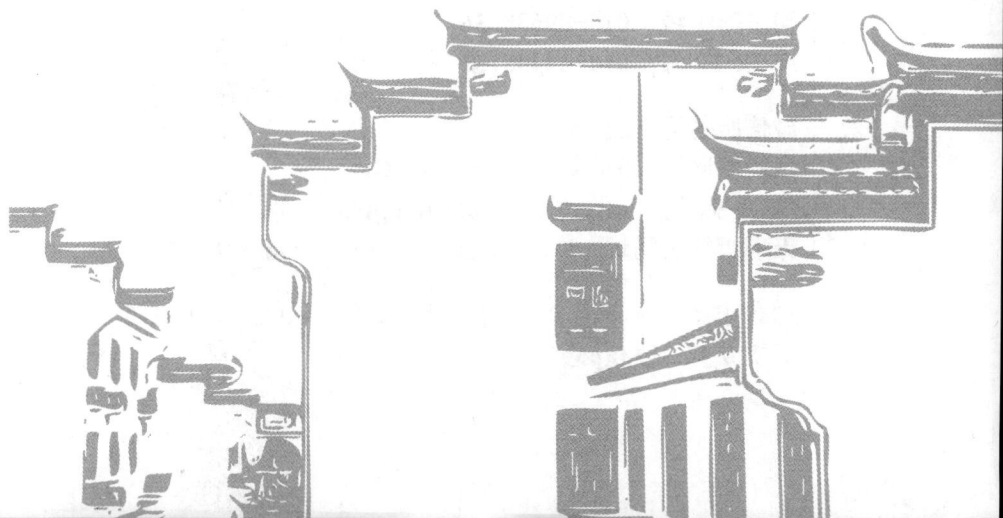

全国百佳图书出版单位

中国中医药出版社

·北京·

图书在版编目（CIP）数据

新安医学医案类典籍文献文化考察与学术研究 /
卜菲菲著 . -- 北京：中国中医药出版社，2025.8.
ISBN 978-7-5132-9670-0

Ⅰ．R2-5

中国国家版本馆 CIP 数据核字第 20251DU758 号

中国中医药出版社出版

北京经济技术开发区科创十三街 31 号院二区 8 号楼
邮政编码　100176
传真　010-64405721
廊坊市佳艺印务有限公司印刷
各地新华书店经销

开本 710×1000　1/16　印张 10.75　彩插 0.5　字数 172 千字
2025 年 8 月第 1 版　2025 年 8 月第 1 次印刷
书号　ISBN 978 - 7 - 5132 - 9670 - 0

定价　65.00 元
网址　www.cptcm.com

服 务 热 线　010-64405510
购 书 热 线　010-89535836
维 权 打 假　010-64405753

微信服务号　zgzyycbs
微商城网址　https://kdt.im/LIdUGr
官 方 微 博　http://e.weibo.com/cptcm
天猫旗舰店网址　https://zgzyycbs.tmall.com

如有印装质量问题请与本社出版部联系（010-64405510）

前　言

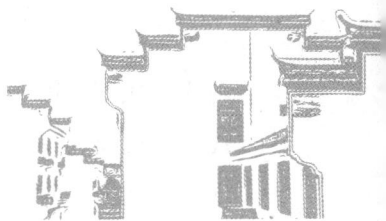

　　新安医学源自古徽州，肇始于晋唐，历经宋元，鼎盛于明清，绵延至今，名家名著众多，名说名派纷呈，理论与临床均建树颇丰。新安医家注重实践经验总结，以典籍形式留存了大量医案，集中反映了其学术思想与临床经验，在中医学发展史中起到了重要的导向作用。因此，无论是中医医案发展的整体水平，还是新安医学自身的学术成就，均为新安医学医案类典籍文献研究提供了丰富的学术养料。近年来，新安医学在发展历史、文化背景、医家生平、医著整理与出版、医学流派等方面取得了一系列丰硕成果，影响力不断扩大。目前，学界对于新安医学医案类典籍文献的多元化与综合系统研究涉及较少，研究角度多集中于单个医家或单本专著，尚未见新安医学医案类典籍文献的系统研究。新安医学曾出现过哪些医案著作，其中有多少典籍文献存世，这些医案典籍的内容与价值如何，医案著作的编撰与传承发展表现出怎样的特点，其中的医学理论又有何创新与发展，至今仍有许多有价值的信息尚未被充分认识与挖掘。因此，针对新安医学医案类典籍文献的文化研究，从中发掘多位医家的医案风格、诊疗特色与文化内涵，不仅能促进新安医籍的流传与保护，对传承弘扬新安医学学术精华具有重要意义，还能为后人从新安医籍宝库中汲取更多前人经验提供便利，为当下中医药防治相关疑难杂病提供案例指导。

　　本书以新安医学医案类典籍文献文化为研究对象，不仅关注医学本身的发展与传承，同时深入探讨其相关的文化内涵和时代价值。第一章"新安医学医案类典籍整体学术研究"部分，旨在反映新安医学医案发展的基本面貌与主要成就。第二章"新安医学代表性医案类典籍学术研究"中，选取了明代、清代及近现代具有代表性的医案类典籍进行深入剖析。这些典籍不仅展现了不同历史时期新安医学的发展脉络，也彰显了其在临床实践中的独到见解与丰富经验。第三章"新安医学医案类典籍的文化考察"则是对新安医学文化的一次探索性研究，试图从思维文化、生生文化和叙事医学文化三个维度，解读新安医学医案类典籍所蕴含的文化内涵与哲学思考。医学不仅是一门科学，更是一门人文学科。新安医学医案类典籍所体现的文化观念与哲学思想，正是新安医学历久弥新、传承不息的重要原因。笔者自本科新安医学教改班起，便与新安医学结缘。投身新安医学研究，于笔者而言，是学术生涯中最幸运的际遇。多年的研究学习，犹如一场漫长而充实的朝圣之旅。

本书的编撰出版得到了众多医籍文献藏存单位、个人及中国中医药出版社的鼎力支持，在此谨致衷心感谢。同时，由于水平所限，书中难免存在错误与疏漏，诚望各位医道前辈、同仁提出宝贵意见，以便再版时修正。

卜菲菲

2025 年 5 月于合肥

目 录

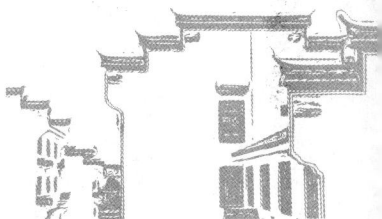

第一章
新安医学医案类典籍
整体学术研究

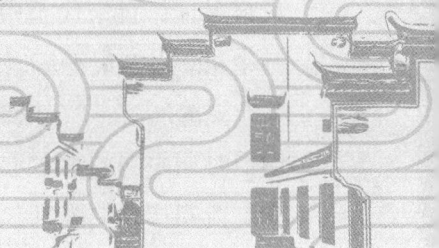

第一节　新安医学医案类典籍文献的发展源流

中医医案的起源可追溯至周代，《周礼·天官》中已有关于疾病名称及治疗结果的记载。现存最早有文献记载的医案形式，见于西汉《史记·扁鹊仓公列传》中的"诊籍"。至宋金元时期，医案专著得到了空前发展。明清时期是中国古典文化的成熟与总结阶段，研究者对大量典籍进行了整理与考据，这一时期的中医医案著作也进入了全面系统的总结发展阶段。新安地区位于皖南，辖歙县、黟县、祁门、休宁、绩溪及婺源（今属江西省）六县。发源于古徽州的新安医学，肇始于晋唐，历经宋元，鼎盛于明清，流传至今。据史料考证，自宋代至中华人民共和国成立前，徽州医家卓然有成者 819 人，其中 420 人撰集汇编医籍约 729 种。医家之众，医籍之多，诚如著名医史专家余瀛鳌所言："在以地区命名的中医学派中，堪称首富。"究其原因，一是明清时期中国的学术重心在江南，以苏、杭、徽三州为学术中心的苏中、浙中、新安三大中医流派呈三足鼎立之势；二是繁荣的徽商经济为新安医学的发展奠定了经济基础；三是深厚的徽学底蕴为新安医学的形成与发展提供了充分的精神准备。新安医家注重临证经验总结，以典籍形式留存了大量医案，素有"新安医案三百家"之称。明清时期，新安医家研究古代医学经典，探讨中医学基础理论，阐发医学典籍要义，蔚然成风。

一、明代新安医学医案类典籍文献概貌

新安医学医案类典籍文献在明代进入重要发展阶段，个人医案专著大量增加，如汪机著《石山医案》，孙一奎著《三吴治验》《新都治验》《宜兴治验》《孙一奎临诊录存医案》《医案二种》，程仑著《程原仲医案》，程从周著《程茂先医案》等。医案内容由简单的记载发展为详细的医案说理，如孙一奎《新都治验》中"黄源金先生内人吐血泄泻发喘（有大发明）"一案，作者将病因病机、诊疗经过、诊治经验详载于案中，引用《脉经》、《黄帝内经》（简称《内经》）、《丹溪纂要》等医学经典详加诠释。同时，为纠正金元时期

滥用寒凉的流弊，以汪机、孙一奎、程从周为代表的固本培元治法学派已初步形成。

　　这一时期，我国历史上第一部医案类书《名医类案》问世，该书由新安医家江瓘编著，汇集了明代以前历代医家医案及经史百家中所载医案近3000例。所载医案以内科为主，兼及外、妇、五官各科。《四库全书总目提要》评价道："此书可为法式者固十之八九，亦医家之法律矣。"此外，明代新安医家吴崑对医案的书写格式与规范进行了专门研究，其在著作《脉语·下卷》中从8个方面详细论述了"脉案格式"："一书某年某月某地某人；二书某人年之高下，形之肥瘦长短，色之黑白枯润，声之清浊长短……七书当用某方加减某药，某药补某脏，某药泻某脏，君臣佐使之理，吐下汗和之意，一一详尽，末书某郡医生某某撰。"同时，医籍中附案的数量也大幅增加，如明代吴正伦的《脉症治方》书后附有春岩医案42则，较好地体现了吴正伦的临证经验与特色；周之干的《周慎斋遗书》《周慎斋医书》间附医案，以相发明；明代程嘉祥的《程氏家传经验痧麻痘疹秘要妙集》卷五为医案；余淙撰，余士冕补，余昭令编的《诸证析疑》（又名《苍生司命》）附医案医论若干。综上，明代新安医学医案类典籍文献的发展为清代新安医学医案的繁荣兴盛奠定了坚实的基础。

二、清代新安医学医案类典籍文献概貌

　　清代医案发展进入鼎盛时期，各派均有新作问世。新安医学的医案类典籍文献在这一时期大量集中涌现，呈现出多元化的特点。其中既有专科类医案，如《叶天士女科医案》《温热症医案》《新安痘疹医案》，也有个人类医案，文献记载了30余位医家的40余部医案专著，如叶天士的《未刻本叶氏医案》《临证指南医案》《临证指南医案续集》《叶氏医案存真》，吴楚的《医验录》，余国佩的《婺源余先生医案》，唐茂修的《舟山医案》，李能谦的《李能谦医案》，蒋笑山的《蒋笑山医案》等。到了清代末年，受社会环境的影响，新安医家对疾病的病名、病因病机等方面有了更加深入的认识。例如，余国佩受清末医界寒温之争的影响，提出了霍乱有寒热之分的观点。此外，

《红树山庄医案》中关于戒鸦片烟的记录，具有鲜明的时代特征，反映了清末的社会状况。相对封闭的徽州地理环境与森严的宗族制度，促成了新安医学以家族链为纽带的世医传承。这一时期，医案的发展将家族传承与学术传承有机结合，形成了鲜明的特色。家族链传承如新安叶氏，叶馨谷于清咸丰十一年（1861）撰成《红树山庄医案》十二卷，其长子叶熙钧，字韵笙，著《东山别墅医案》一卷。关于叶馨谷长子姓名及著述的文献目前存在分歧，需进一步考辨。崔桂森认为叶馨谷长子为叶钧生，又称樗公，著《东山别墅医案》。据《安徽卫生志》《名老中医之路续编·第5辑》《新安医学史略》《新安医籍丛刊》等文献记载，其长子为叶熙钧，字韵笙，著有《东山别墅医案》。而《中国医籍通考》《新安名医及学术源流考》等医学典籍则记为叶熙锟，字韵笙，所著医案同名。后续研究需结合族谱文献、医案原刊本序跋及同时期医家交游记录等多重证据，方能推进这一问题的最终厘定。本书暂用叶熙钧之名。四子叶熙铎，号卓民，著《种蕉山房医案》《观颐居医案辑录》。又如《珍稀中医稿钞本丛刊·新安卷续编》卷三记载，叶德发整理《古歙叶氏父子医案》（原题《录祖父先严药方》），其祖父叶绍寿、父亲叶斯永皆以医术闻名，此书记载了叶氏父子脉案九十例等。再如新安李氏，李能谦的祖父李文意、父亲李寿昌皆以医学相授，李能谦又传其弟李永油，均以医术著称。李能谦擅长治疗瘟疫及疮疡，诊疾施药不牟私利。其子孙皆承其业，其子李声远、孙李培芳辑有《李声远医案》，祖辈六世业医，皆名噪一时。

《珍稀中医稿钞本丛刊·新安卷》卷九《新安四家医案》收录了新安洪氏家族洪月芬、洪竹潭、洪韵澜3位医家的医案。洪月芬，名桂，以字行世，清末歙县洪坑人，承家学，又从翰村汪氏游。洪竹潭，名溶，生年不详，殁于1930年，是近现代新安画派代表人物黄宾虹的内弟，少时受业于洪月芬。业师早逝，其子韵澜尚未自立，故洪竹潭以师兄之名留在先师家中，一边继续开业行医，一边代师授业于师弟洪韵澜，其间诊金全归师母收入，直至韵澜独立行医为止，以尽弟子之谊。因其童年患病，左足残跛，行动不便，求其出诊者恒无虚日，无论贫富远近，均欣然前往，每至星夜始归，德高望重，医名远播。洪韵澜，名祺，为洪月芬之子，自幼随父习医，至祺已历八代，后又随师兄洪竹潭学医，业成之后外出游学，后迁至歙县岩寺挂牌行医，医名远播徽州县城各乡，并培养了如张寄凡、江以古、吴席尘、洪百里等诸多名医。学术传承如固本培元派，这一时期以汪机众多弟子门生为主体的新安固本培元治法学派蔚然形成，包括当时闻名遐迩的歙西槐塘-冯塘程系、歙西余系、歙西澄塘吴系、休宁汪系等新安世医家族链医家，均连续不断地加入这一学派。同时，郑重光《素圃医案》、汪廷元《赤崖医案》、陈鸿猷《管见医案》等多部医案专著问世。综上，清代新安医案理论与临床联系更加紧密，或在一病，或在某一科，或在遣方用药上均有宝贵经验，至今仍有重要的参考价值。

三、近现代新安医学医案类文献概貌

清代以后，随着近代文明与中华文明的交汇与碰撞，西方医学开始在中国全面系统地传播。受社会环境的影响，这一时期的新安医案发展呈现以下特征。

其一，出现中西医汇通趋势。部分新安医家继承了明清时期的医案特点，主要从中医理论出发进行临证施治，如《古歙二洪医案》《方文涛医案》《筱波医案》《胡樾馨医案》等。另一些医家在承袭中医药特色的同时，对传统医案加以变革，采用中西汇通的观点叙述医案。例如，《方咏涛医案》中许多中医医案借鉴了西医学的生理、病理、药理等知识，并运用西医的多种检查手段辅助临床确诊。《王任之医案》在传统中医四诊合参的基础上，增加了血压、体温、血常规、绿脓杆菌等记录。《程门雪医案》中记载了一例西医诊断为"结核性脑膜炎"的中医医案的诊断与治疗。在《李济仁临证医案存真》《张舜华临证医案存真》中，医家将中西医病名及症状名对照记录，并积极融合西医学的相关医药知识进行治疗。

其二，呈现医案科学化发展态势。《程六如医案》中对于外科疾病，多处明确指出需施以手术治疗。《王任之医案》常以中医经典理论为指导，体现后世医家的发挥与自创方，并结合西医学对相关疾病的认识，进行全面立体的分析，尤其是对肾炎、肝炎等疾病的中医理论依据、遣方原则和常用药物进行了归纳，展现了其对"中医现代化、西医中国化"的探索。此外，《王乐匋医案》记载医家在治疗多发性神经纤维瘤时，运用磁共振、头颅 CT 等现代器械进行检查，确诊病因后对症用药。

其三，融汇各家之长。受徽商流寓的影响，这一时期的新安医案更具包容性与开放性。新安医家与外界广泛交往，吸收了海派中医、孟河医派、吴门医派、经方派及中西医汇通派等多个流派的临证特色。例如，王仲奇原籍皖歙，悬壶上海 40 余年，深受海派中医影响。程门雪反对门户之见，强调广纳各家之长，综合运用寒温二说，并提出了许多独特的见解。

其四，具备现代医案书写雏形。近现代许多新安医家的医案内容包括患者姓名、性别、年龄、住址、病因、病名、证候、诊断、治法、用药效果等诸多项目，表明医案书写正逐渐向现代医案形态过渡。

综上所述，近现代的新安医案总体上处于从古代型向现代型的转变阶段，体现出鲜明的历史继承性与时代特征。

第二节　新安医学医案类典籍文献的存佚状况

新安医学研究始于 20 世纪 70 年代末，至今历经 40 余年。新安医家留下了大量医案著作，这些著作成为探寻新安医家学术思想、传承其临证经验的重要途径。研究表明，明清时期新安医案专著有 43 部，近代医家专著有 12 部，此外还有大量散见于其他医籍中的医案。王乐匋研究发现，自宋元以来，405 位新安医家共撰写了 835 部医著，其中医案医话类著作有 77 种。笔者团队在对《安徽中医古籍总目提要》的研究中发现，1949 年以前有据可查的安徽医籍文献共有 1174 种，其中现存文献 629 种，佚失文献 545 种，其中医案医论医话类文献 105 种，占比最多。

本书以《新编中国中医古籍总目》《新安医学史略》《新安医籍考》《新安医籍丛刊》《李济仁新安医学考证》《安徽中医古籍总目提要》《珍稀中医稿钞本丛刊·新安卷》《珍稀中医稿钞本丛刊·新安卷续编》等目录学工具书及各类典籍、文献和地方志等资料为基础，结合资料查询与实地考察，首次对新安医学医案概况进行系统梳理，旨在全面反映新安医学医案类典籍发展的基本面貌与主要成就。

一、新安医学医案类典籍文献存佚状况的研究方法

本书主要采用目录学、版本学等传统文献研究方法，同时综合运用范式引领、数据分析等现代研究方法，对新安医学医案类典籍文献存佚状况进行研究。

1. 传统文献学研究方法：以目录书籍为资料源，结合实地调研等手段，对新安医学医案类典籍文献进行收集、整理与分析。根据本书设定的文献收录标准，梳理形成新安医学医案类典籍文献目录，并系统整理著作作者、成书时间、年份等信息，进一步完善相关书目内容。同时，针对新安医学医案类典籍文献的数量、著作版本、馆藏状况等方面进行统计分析，全面展现新安医学医案类典籍文献的概况。

2. 范式引领研究方法：选取具有代表性的 20 位医家及其 23 部专著，从著者简介与成书历程、存世版本与藏存状况、医案风格与后世影响、分科范围与主治病种、诊疗特色与学术创新、验案举隅、创方举隅 7 个方面展开深入分析。

二、新安医学医案类典籍文献存佚状况的整理结果

经过系统整理与汇总，目前共查考到现存已刊的新安医学医案类文献约 98 部，在所有文献类别中所占比例最大，且版本珍贵，涉及内、外、妇、儿、伤寒、温病、五官等多科。其中，新安医学医案类典籍文献约 87 部，每部医案独立成书者单独列出（表 1）；有医案记述的其他医籍文献约 11 部（表 2）；未见医案文献约 38 部（表 3）。

表 1　新安医学医案类典籍文献

序号	作者	时代（公元）	著作名称
1	汪机撰，陈桷、程廷彝辑	明代（1519 年）	石山医案
2	江瓘辑，江应宿补	明代（1549 年）	名医类案

续表

序号	作者	时代（公元）	著作名称
3	王琠	明代（1552 年前）	意庵医案
4	孙一奎撰，孙泰来、孙朋来、余煌编	明代（1573 年）	孙文垣医案
5	孙一奎	明代（1573 年）	三吴治验
6	孙一奎	明代（1573 年）	新都治验
7	孙一奎	明代（1573 年）	孙一奎临诊录存医案
8	孙一奎	明代（1573 年）	医案二种
9	周之干撰，查万合编	明代（1573 年）	周慎斋医案
10	程仑	明代（1621 年）	程原仲医案
11	程从周	明代（1632 年）	程茂先医案
12	周士遆	明代（明末）	幼科医案
13	吴楚	清代（1683 年）	医验录
14	郑重光	清代（1706 年）	素圃医案
15	郑重光撰，佚名氏辑	清代（1707 年）	郑素圃先生医案集
16	叶桂撰，华岫云编，徐大椿评	清代（1746 年）	临证指南医案
17	叶桂撰，叶万青编，周学海评	清代（1746 年）	评点叶案存真类编
18	叶桂撰，周仲升录，程门雪校	清代（1746 年）	未刻本叶氏医案
19	叶桂撰，徐大椿批，张振家校	清代（1746 年）	叶天士晚年方案真本
20	叶桂撰，佚名氏辑	清代（具体不详）	临证指南医案续集
21	叶桂撰，佚名氏辑	清代（1746 年）	叶天士家传秘诀
22	叶桂撰，郭维浚编	清代（1746 年）	眉寿堂方案选存
23	叶桂撰，佚名氏辑	清代（1746 年）	叶天士内科医案
24	叶桂撰，陆士谔编	清代（1746 年）	叶天士幼科医案
25	叶桂撰，潘名熊编	清代（1746 年）	叶案括要
26	叶桂撰，佚名氏辑	清代（1746 年）	叶天士先生方案

序号	作者	时代（公元）	著作名称
27	叶桂撰，佚名氏抄	清代（1746 年）	叶氏医案抄
28	叶桂撰，佚名氏辑	清代（1746 年）	南阳医案
29	叶桂撰，门人抄录	清代（1746 年）	香岩医案
30	叶桂撰，佚名氏辑	清代（1746 年）	香岩诊案
31	叶桂撰，佚名氏辑	清代（1746 年）	叶氏医案
32	叶桂撰，佚名氏辑	清代（1746 年）	叶案指南
33	叶桂撰，李启贤编	清代（1746 年）	叶案疏证
34	叶桂撰，佚名氏辑	清代（1746 年）	扫雪庐医案
35	叶桂撰，黄寿南编	清代（1746 年）	叶香岩先生医案
36	叶桂撰、叶万青辑	清代（1746 年）	叶氏医案存真
37	汪廷元	清代（1782 年）	赤崖医案
38	程有功	清代（嘉道年间）	冯塘医案
39	程文囿	清代（1805 年）	杏轩医案
40	俞世球	清代（1811 年）	摘录经验医案
41	余国佩	清代（1851 年）	婺源余先生医案
42	叶德发整理	清代（1856 年）	古歙叶氏父子医案
43	叶昶	清代（1861 年）	红树山庄医案
44	佚名氏撰，刘彦词录	清代（1867 年）	新安佚名氏医案
45	陈鸿猷	清代（1873 年）	管见医案
46	程衍道遗方，程曦注释	清代（1883 年）	程正通医案
47	汪廷元撰，佚名氏录	清代（1890 年）	广陵医案摘录
48	程士芹整理	清代（1891 年）	唐竹轩先生医案
49	胡省三	清代（1898 年）	胡省三医案
50	李能谦	清代（1905 年）	李能谦医案

续表

序号	作者	时代（公元）	著作名称
51	洪桂	清代（1906年）	洪桂医案
52	唐茂修	清代（1910年）	舟山医案
53	孙一奎撰，永和恒记主人辑	清代（清末）	温热症医案
54	李培芳辑	清代（清末）	李声远医案
55	佚名氏撰	清代（清末）	新安痘疹医案
56	佚名氏撰	清代（清末）	婺源佚名氏医案
57	叶熙钧	清代（清末民初）	东山别墅医案
58	叶熙铎	清代（清末民初）	种蕉山房医案
59	叶熙铎	清代（清末民初）	观颐居医案辑录
60	叶熙铎	清代（清末民初）	古歙叶氏家藏医案
61	汪纯粹	清代（清末民初）	游秦医案
62	刘作铭	清代（具体不详）	医案新编
63	殷安涛	清代（具体不详）	殷云舫医案
64	胡学训	清代（具体不详）	胡学训医案
65	叶孟辄	清代（具体不详）	两梅庵医案
66	倪榜	清代（具体不详）	医案辑录
67	蒋笑山	清代（具体不详）	蒋笑山医案
68	佚名氏撰	清代（具体不详）	佚名氏外科医案
69	汪艺香	清代（清末民初）	汪艺香先生医案
70	方乾九	近现代	方乾九医案
71	洪韵澜	近现代	洪韵澜医案
72	王仲奇	近现代	王仲奇医案
73	王任之	近现代	王任之医案
74	杨以阶	近现代	儿科临床验案

续表

序号	作者	时代（公元）	著作名称
75	王乐匋	近现代	王乐匋医案
76	李济仁	近现代	李济仁临证医案存真
77	张舜华	近现代	张舜华临证医案传真
78	程门雪	近现代	程门雪医案
79	吕和轩	近现代	和轩医案
80	柯泽舟	近现代	耕心别墅医案
81	吕子振	近现代	吕子振医案
82	吴菊方	近现代	吴菊方医案
83	程道南	近现代	程道南疑难病例验案
84	程六如	近现代	程六如医案
85	郑维林	近现代	墨西医案
86	郑渭占	近现代	郑渭占医案
87	方咏涛	近现代	方咏涛医案

表 2　有医案记述的其他医籍文献

序号	作者	时代	著作名称
1	张杲	南宋	医说
2	吴正伦	明代	脉症治方
3	周之干撰，查万合编	明代	周慎斋遗书
4	周之干撰，查万合编	明代	慎斋三书
5	周之干	明代	周慎斋医书
6	吴崑	明代	脉语
7	程嘉祥	明代	程氏家传经验痧麻痘疹秘要妙集

续表

序号	作者	时代	著作名称
8	余淙撰，余士冕补，余昭令编	明代	诸证析疑
9	罗美	清代	古今名医汇粹
10	吴学损	清代	痘疹心法秘本
11	吴楚	清代	宝命真诠

表3 未见医案文献

序号	作者	时代	著作名称
1	程伊	明代	涵春堂医案
2	张柏	明代	张柏医案
3	黄俅	明代	黄俅医案
4	周之明	明代	问答医案
5	余午亭	明代	余午亭医案
6	吴正伦	明代	医案
7	黄士迪	明代	黄士迪医案
8	严宫方	清代	则庵医案
9	余光第	清代	余光第医案
10	黄炜	清代	医案
11	杜五七	清代	险症医案
12	程琦	清代	医案草述
13	程微灏	清代	柚粮医案
14	黄予石	清代	临床验案
15	张节	清代	张氏医案
16	章元弼	清代	医案编

续表

序号	作者	时代	著作名称
17	高以庄	清代	医案
18	贺绫	清代	东山医案
19	孙景会	清代	医案
20	刘作铭	清代	彭城医案
21	程星楼	清代	玉堂花馆医案
22	胡天宗	清代	医案汇存
23	吴澄	清代	师朗医案
24	余显廷	清代	医案
25	余鸿纛	清代	医案
26	李承超	清代	医案
27	余国佩	清代	医案类编
28	洪桂	清代	抑隅堂医案
29	俞启华	清代	彩亭医案
30	郑沛	清代	问山医案
31	郑钟寿	清代	祝三医案
32	郑大樽	清代	郑氏医案
33	郑承洛	清代	杏庵医案
34	杨松亭	清代	松亭医案
35	吴尚相	清代	宾阳医案
36	郑采廷	清代	质堂医案
37	王籍登	清代	蕴斋医案
38	汪艺香	清代	遗下典型

第三节　新安医学医案类典籍文献的学术特色

一、亦案亦论，夹议夹叙

新安医家在撰写医案时，常采用亦案亦论、夹议夹叙的写作风格。这种风格的特点是在记录具体病例的同时，结合作者的个人观点和理论进行阐述和讨论。这种写作方式使得医案不仅是一份简单的病历记录，更是一篇包含丰富医学理论和实践经验的综合性文献。新安医家通过亦案亦论的方式，将自己的医学思想和临床经验呈现出来，为后学提供了宝贵的参考和借鉴，如汪机的《石山医案》、孙一奎的《孙氏医案》、吴楚的《医验录》、王仲奇的《王仲奇医案》等。这类医案通常较为具体，详尽地描述了患者病情的发展过程和治疗经过（包括误治）。医案中的议论部分，反映了作者的学术思想和临床经验。读者可以清晰地了解疾病的发展规律和治疗方法，从而更好地掌握临床技能。

二、案语极简，涵泳不尽

阅读新安医家的医案时，不难发现其中脉案记录极简的例子比比皆是。叶昶的《红树山庄医案》文字记录长度不一，有的仅几个字，有的则多达几十个字。偶尔也有篇幅较长的论述，整体上文字简洁而精练。这种追求简洁、以简驭繁的指导思想贯穿全书，形成了该书独特的阐释特色和风格。

三、脉案完备，过程详尽

这类医案通常属于近现代新安医家的记录，如王仲奇、程门雪、王任之、王乐匋等医案就是这种类型的代表。医案中详细列出了从初诊、再诊，甚至多达十数次的诊疗过程。由于这些医案在整个治疗过程中对诊断方法、治疗方案和药物使用的记录都非常详尽，因此通过仔细研读，读者可以更精确地理解病情的变化规律及医家在诊断和治疗过程中的思路和方法，了解不同阶段应采取的治疗措施，以及如何根据病情变化调整药物使用。此外，这些医案还展示了医家在面对复杂病例时的思考过程和决策逻辑，这对于提高临床思维能力和解决实际问题的能力具有重要意义。

四、救误医案，启示后学

新安医案不仅记录了成功的治疗案例，还包含了一部分关于误治后的救治案例。例如，汪廷元的《赤崖医案》、叶昶的《红树山庄医案》等，尤其是吴楚的《医验录》，更是专门记录这类救误案例的著作。这些救误医案对后来的医学学习者具有极大的警示作用，堪称宝贵的反面教材。中国中医科学院中国医史文献研究所的陶广正先生在《医验录初集》的校后记中评价：该书所选的医案多为疑难且易出错的案例，这些案例在其他医生手中屡遭误治，患者几近死亡边缘，但最终在吴氏的抢救下得以生还。可以说，这是吴氏救治误治案例的专集。

五、亦儒亦医，医艺并茂

在徽文化的熏陶下，新安医家不仅拥有深厚的传统文化功底，且多为儒医。他们兼具儒学与医学的特质，使得其医案富有书卷气，同时也成为不可多得的文学作品或艺术品。例如，新安画派的代表人物、国画大师黄宾虹在评价王仲奇的脉案手稿时，曾赞叹其处方笺本身就是一件难得的书法艺术品。这种亦儒亦医的特点，使得新安医家的医案不仅具有医学价值，还兼具文化和艺术价值。他们的医案中融入了大量儒家思想，如仁爱、忠诚、孝顺等，这些思想在医案中的体现，使得医案更具人文关怀和道德情操。

第四节　新安医学医案类典籍文献的保护与整理

近年来，随着"中华古籍保护计划"的实施，中医典籍的保护、整理、传承与利用工作取得了显著进展。在新安医学医案类典籍文献研究中，《吴氏医验录》《素圃医案》《临证指南医案》《赤崖医案》等众多医案内容已被纳入

《中华医藏》提要编纂项目。目前，新安医学研究已形成系列成果，包括《新安医学史略》《新安医籍考》《新安医籍丛刊》《新安医学精华丛书》《新安医学名医医案精华》《李济仁新安医学考证》《新安医学研究集成》《新安医家学术思想与临床经验研究》等。此外，《珍稀中医稿钞本丛刊·新安卷》《新安孤本医籍丛刊》《珍稀中医稿钞本丛刊·新安卷续编》等以新安籍医家手稿本及精钞本为主，通过影印方式保留了新安医案的原貌，所收录的 20 余种医案进一步丰富了新安医学现存的医案文献内容。

第二章
新安医学代表性医案类
典籍学术研究

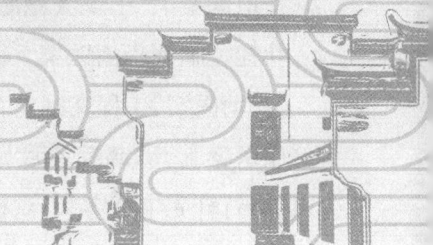

第一节　概　述

新安医家的医案著作是其学术思想的重要载体，在理论和临床层面丰富并发展了中医学的内容，对中医药学术的演进产生了深远的影响。例如，江瓘的《名医类案》作为首部研究古代医案的专著，在医案研究领域起到了承前启后的作用；吴楚的《吴氏医验录》则是一部以救治误治为主的专集，具有较高的实用价值；郑重光的《素圃医案》在《中医文献学辞典》中被评价为："郑氏擅长内科杂病及妇产科，诊治疾病颇具胆识，方治以温补见长。医案记录生动完整，为读者提供了宝贵的借鉴。"本文选取了汪机《石山医案》、孙一奎《孙文垣医案》、王琠《意庵医案》、程仑《程原仲医案》、程从周《程茂先医案》、叶桂《临证指南医案》《叶天士晚年方案真本》、汪廷元《赤崖医案》、程有功《冯塘医案》、程文囿《杏轩医案》、余国珮《婺源余先生医案》、叶昶《红树山庄医案》、陈鸿猷《管见医案》、程正通《程正通医案》、唐茂修《舟山医案》《唐竹轩先生医案》、洪桂《洪桂医案》《月芬夫子医案》、叶熙钧《东山别墅医案》、汪艺香《汪艺香先生医案》、王仲奇《王仲奇医案》、程门雪《程门雪医案》、程六如《程六如医案》，对 20 位医家的 23 部医案典籍进行考证，共收录医案 8207 则，涵盖伤寒、温病及内、外、妇、儿等各科（表4，图1）。

表 4　新安医学代表性医案类典籍文献

序号	作者	时代	著作名称
1	汪机撰，陈桷、程廷彝辑	明代（1519 年）	石山医案
2	王琠	明代（1552 年前）	意庵医案
3	孙一奎撰，孙泰来、孙朋来、余煌编	明代（1573 年）	孙文垣医案
4	程仑	明代（1621 年）	程原仲医案
5	程从周	明代（1632 年）	程茂先医案
6	叶桂撰	清代（1746 年）	临证指南医案
		清代（1746 年）	叶天士晚年方案真本

续表

序号	作者	时代	著作名称
7	汪廷元	清代（1782 年）	赤崖医案
8	程有功	清代（嘉道年间）	冯塘医案
9	程文囿	清代（1805 年）	杏轩医案
10	余国佩	清代（1851 年）	婺源余先生医案
11	叶昶	清代（1861 年）	红树山庄医案
12	陈鸿猷	清代（1873 年）	管见医案
13	程衍道遗方，程曦注释	清代（1883 年）	程正通医案
14	唐茂修	清代（1891 年）	唐竹轩先生医案
		清代（1910 年）	舟山医案
15	洪桂	清代（1906 年）	洪桂医案
		清代（清末民初）	月芬夫子医案（见于《新安四家医案》）
16	叶熙钧	清代（清末民初）	东山别墅医案
17	汪艺香	清代（清末民初）	汪艺香先生医案
18	王仲奇	近现代	王仲奇医案
19	程门雪	近现代	程门雪医案
20	程六如	近现代	程六如医案

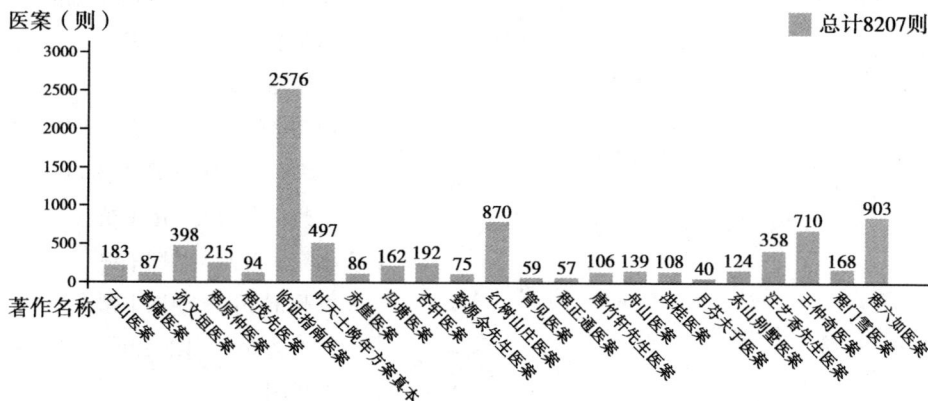

图 1　新安医学代表性医案类典籍文献统计

第二节　明代代表性医案类典籍

一、《石山医案》

（一）著者简介与成书历程

《石山医案》共三卷，附录一卷，由汪机原撰，其弟子陈桷、程廷彝辑录。汪机，字省之，号石山居士，生于明天顺七年（1463 年），卒于明嘉靖十八年（1539 年）；陈桷，字惟宜。二人均为祁门人。汪机之父汪渭及族人汪宇皆习儒，然其父以医为终身之业，为当地名医。汪机一生勤于著述，《石山医案》为其原创著作，约成书于明嘉靖十年（1531 年）。

（二）存世版本与藏存状况

本书单行本现存 5 种版本（表 5，参考《新编中国中医古籍总目》），另可见于《汪石山医书八种》和《四库全书》。

表 5 《石山医案》存世版本和馆藏地

序号	版本	馆藏地
1	明嘉靖十年（1531 年）新安陈桷校刻本	中国国家图书馆 陕西省中医药研究院图书馆 哈尔滨医科大学图书馆 上海图书馆 中华医学会上海分会图书馆 上海中医药大学图书馆 贵州中医药大学图书馆 南京中医药大学图书馆 苏州市中医医院图书馆 广东省立中山图书馆 台湾图书馆

续表

序号	版本	馆藏地
2	明嘉靖十年（1531年）新安陈桷刻明清递修清初祁门朴墅印石山医案丛书本	北京中医药大学图书馆 北京市中医医院图书馆 天津图书馆 天津中医药大学图书馆 河北中医药大学图书馆 孔子博物馆 上海图书馆 中国科学院上海生命科学图书馆 杭州图书馆 台北故宫博物院
3	明嘉靖二十年（1541年）据嘉靖十年新安陈桷刻本重修本	中国中医科学院图书馆 中山大学图书馆
4	日本元禄九年（1696年）大阪涩川清右卫门刻本（题石山居士医按八卷）	湖北中医药大学图书馆 上海图书馆
5	抄本	安徽中医药大学图书馆 南京图书馆

（三）医案风格与后世影响

本书脉案记录详尽，涵盖了患者的年龄、性别、发病时间、临床症状、病情分析、治疗过程及随访等内容。书中既有医案，又有论述，按语长短不一，与医案相得益彰。其中既有在治疗过程中对病家或他医提出疑惑时的解释，也有对本案病因病机的阐述与判断，还有在治疗后对治疗该病的理论分析与认识。此外，汪氏常援引《内经》《脉经》《脉诀》及先贤诸家的观点和经验，作为临床判断的依据。

（四）分科范围与主治病种

就本书所载医案而言，全书共收录183则医案，其中上卷57则，中卷55则，下卷23则，附录48则，涉及内、外、妇、儿及五官科，病种达40余种，以内伤和外感疾病为主。其中，属于汪氏亲诊的医案共171则，多为他人诊治未愈或误治后，经汪氏复诊的案例。后世通常将此书视为汪氏学术思想及临证经验的代表作。

（五）学术创新与诊疗特色

1. 创"营卫一气说"

明代医家对朱丹溪"阳有余，阴不足"的学术观点存在盲目或片面的理解，导致补阴法的误用和滥用。为纠正这一时弊，汪机在书中专列多篇内容，如《营卫论》《辨〈明医杂著·忌用参芪论〉》及相关医案，并依此创立了"营卫一气说"。汪氏认为，丹溪的这一论断强调的是人的生理常态，人生多有劳倦伤阴、七情伤气，故阴常不足；但在病理状态下，则需气虚补气、血虚补血，而非一味滋阴。汪氏指出，营为水谷精气，即阴气，所谓"是知人参、黄芪，补气亦补营之气。补营之气，即补营也，补营即补阴也"。卫气阳常有余，但营卫相互依存，一虚俱虚。若要进一步细分，营非纯阴，营中自有阴阳，营中有卫，营兼血气，气血阴阳之虚不离营气。营阴中的营气即阴中之阳，此中阳气可虚可补。而补气即补营中之气，补营中之气也即补营，补营也即补阴。营卫的关系即丹溪"阳有余阴不足"观点的最好佐证。

2. 倡"参芪双补说"

汪氏创立的"营卫一气说"为其进一步确立"参芪双补说"奠定了重要的理论基础。汪氏提出参芪气血双补、阴阳并进的治则，提倡重视脾胃阳气，这对温补学派的产生、后世治则治法学的发展有着重大的意义。汪氏指出，人参和黄芪可以兼顾阴阳双补的功能，"参芪不惟补阳，而亦补阴，东垣曰血脱益气，仲景曰阳生阴长，义本诸此"，颇合《内经》中所谓"阴不足者，补之以味"和"阳不足者，温之以气"的观点。同时，对于王纶《明医杂著·忌用参芪论》的片面观点，汪机指出，有些疾病虽然是阴虚重于阳虚或已成阴虚火旺之势，不代表不能使用参芪之品，关键要根据疾病的主次进行配伍和变通，并在《辨〈明医杂著〉忌用参芪论》中予以详细论述，"参芪性虽温，而用芩、连以监之，则温亦从而轻减矣。功虽补气，而用枳、朴以制之，则补性亦从而降杀矣。虑其滞阂也，佐之以辛散；虑其助气也，辅之以消导，则参芪亦莫能纵恣而逞其恶矣"。汪氏反复列举丹溪治疗血虚有火而

"率以参、芪等剂治之而愈"的案例，以此证明参芪之品"不惟补气亦能补血"，不仅能"补火"亦能"泻火"的道理。可见，汪机临证使用参芪之品不仅是为了补气，同样也考虑到补阴血的方面。因此，重视参、芪补阴血的意义，将参芪药性与病证结合起来，也是汪机用参、芪的一大特色。

3. 四诊合参，尤重脉诊

汪氏临证精于脉诊，曾求得《脉诀勘误》并重新修订成书。他认为"如《脉经》所言，仅道其常而已"，"学贵疏通，不可拘泥"。在《石山医案》中，汪氏对脉诊内容多有详尽记录。例如，在"孺人气血虚弱腹痛"案中，汪氏诊其脉象，发现"脉皆微弱，似有似无，或一二至一止，或三五至一止"，断为阳气大虚证，投以益气温阳之品，诸症遂愈；在"妇人气血亏虚突发昏愦"案中，汪氏诊脉"左脉似有似无，右脉浮濡无力"，认为此乃反常之象，恐病已深入，后脉复如常，方知为体虚所致。汪氏以此告诫医者，察脉观色须慎重，前后参照方能对证施治。正如他在《脉诀刊误·矫世惑脉论》中所言："若只凭脉而不问症，未免以寒为热，以表为里，以阴为阳，颠倒错乱，而夭人长寿者。是以古人治病，不专于脉，而必兼于审症，良有以也。"汪氏治病首重切脉，但同样重视其他三诊。例如，在"夏日劳倦血虚疟病"案中，"以色脉论之，当从血治"，汪氏舍脉从症，并借用仲景之说，遵凭症不凭脉之法，重用益气温阳之品而收功。

4. 重视服法，灵机活法

汪氏在方药服法上亦灵活考究，依据患者病情调整。例如，在"谢大尹气虚房劳兼有咳血"案中，除补益气血之品外，汪氏要求患者因时服药，"朝服六味地黄丸加黄柏、椿根皮，夜服安神丸"，年余而安；在"劳倦伤脾疟疾"案中，汪氏要求患者"以人参五钱，橘红一钱，时时煎汤呷之"，并通过"旦暮食粥，以回胃气"加强护理；在"发热恶食上吐下泻"案中，汪氏要求"水煎，不时温服一酒杯，视病势而定"；在"咳嗽恶寒胸痞"案中，汪氏改用"厚朴、青皮、陈皮、瓜蒌、半夏为丸，参汤送下，二十服而痞除"；在"妇人病痫半载"案中，汪氏指出"每服二钱，清米饮调下，一日二次或三次"；在"遍身患杨梅疮"案中，汪氏对于"恶汤药者，壮盛之人"，则"以三补丸加大黄、生地，用猪胆汁丸服"。

（六）验案举隅

案1　疫热腹痛案

一人年弱冠时，房劳后忽洒洒恶寒，自汗发热，头背胃脘皆痛，唇赤、舌强、呕吐，眼胞青色。医投补中益气，午后谵语，恶热，小便长。初日脉皆细弱而数，次日脉则浮弦而数，医以手按脐下痛。议欲下之，遣书来问。

予曰：疫也。疫兼两感，内伤重，外感轻耳。脐下痛者，肾水亏也。若用利药，是杀之也。古人云疫有补、有降、有散，兹宜合补降二法以治。别清暑益气汤，除苍术、泽泻、五味，加生地、黄芩、石膏，服十余帖而安。

［按］《素问·刺疟》曰："疟之始发也，先起于毫毛，伸欠乃作，寒栗鼓颔，腰脊俱痛，寒去则内外皆热，头痛如破，渴欲冷饮。"汪氏治疗疟疾承袭了前人的治疟思想。汪氏认为疟疾分为内外二因，本案患者是"内伤重，外感轻"导致的疫热腹痛，汪氏指出本病并非实邪结聚，而是肾水亏也，故投以李东垣的"清暑益气汤"，本方乃为"劳逸失节，脾胃气虚"之人感受暑温之邪，耗气伤津所设，方中人参、黄芪益气健脾，当归身、地黄补气养血，并以石膏、黄芩降火泄热。全方补降二法合治，清热养阴、益气健脾，诸症悉平而愈。汪氏治疟立足"参芪"，这也是其"营卫虚实论""病用参芪论"在临证中的具体体现。

案2　久疟误治致喉痹案

一人年三十，久疟。医用补中益气汤，或止或作，延及半年，因解发结，劳伤咳嗽。医用前方加半夏、五味，遂致喉痛声哑，夜不能寝。邀予视之，右脉浮濡，左脉小弱。

曰：经云"阴火之动，发为喉痹"是也。此必色欲不谨，久服参芪，徒增肺中伏火耳。令以甘桔汤加鼠黏子、蜜炙黄柏，煎服二帖，喉痛除而声出。继服保和汤五帖而安。

［按］本案是久疟导致的劳伤咳嗽，前医予以补中益气汤治疗，病情间有

发作；加用半夏、五味子却致阴虚火旺，喉痛声哑。汪氏虽是固本培元派的代表人物，临证尤善用参芪，但并不滥用参芪。汪氏认为本案中参芪久服徒增温补助火之功。咽主地气，喉主天气，通于肺。患者右脉浮濡，左脉小弱，乃气阴不足之证。患者肾水渐耗，虚火上灼，且足少阴肾经循喉咙，夹舌本，加之参芪徒增肺中伏火，而为虚火喉痹也。故投以甘桔汤缓急止痛、化痰止咳，牛蒡子清热解毒，蜜炙黄柏滋阴降火，药证相参。后又以保和汤调理善后，所谓"急则治其标，缓则治其本"。

二、《意庵医案》

（一）著者简介与成书历程

《意庵医案》不分卷，王琠撰。王琠，字邦贡，号意庵，别号小药山人，祁门人，生于明弘治丁巳（1497 年）二月十五。其父晚周，号虚谷，有二子：琠、玮。明代徐春甫《古今医统大全·历代圣贤名医姓氏》记载，王琠"笃志学古，肆力诗文，究《素问》诸子之书，得医之奥，治疗辄有神效，存济甚多"。王琠为当地单方草药郎中，在邑中、徽州、池州、景德镇等地行医，治愈者不计其数。明嘉靖二十九年（1550），皇子病笃，御医束手无策，王琠入圣济殿，医太子有功，遂被擢为御医，加授登仕郎。然王琠不慕荣华，告老还乡后，于家乡建"天人合一"祠堂。据考证，祁门县在历朝太医院供职的御医共 21 人。安徽祁门县历溪村现保存有王氏宗祠，又名"五凤楼"。王氏一生推动并影响了宫廷医学与当地医学的发展，著有《医学碎金》《意庵医案》等。

（二）存世版本与藏存状况

本书原先未曾刊行，1982 年河南省中医药研究院张金鼎、曹鸿云在郑州发现其手抄本，后通过整理于 1986 年由江苏科学技术出版社出版。

（三）医案风格与后世影响

本书医案中可考年份最早者为明嘉靖十一年壬辰（1532 年）至嘉靖十三年甲午（1534 年），最晚者为明嘉靖十九年庚子（1540 年）至嘉靖二十一年壬寅（1542 年）。其医案多类判牍，展卷细读，犹如一则则医林故事，予后学以颇多启迪。虽多处指摘前医，美中不足，然从中可见其辨证之独到，后学者当可获益良多。

（四）分科范围与主治病种

本书共收录医案 87 则，其中内科 54 则，外科 11 则，妇科 5 则，儿科 11 则，眼科 3 则等。所有医案中，治疗采用汗法者 7 则，吐法 6 则，下法 30 则，和法 3 则，温法 3 则，补法 21 则，清法 4 则，消法 2 则，精神治疗 4 则，未治疗者 1 则，记录他人治法 3 则等。所选医案或切中时弊，或示人以治法。治疗上注重攻下，多用祛邪之法。不依赖药物的精神疗法，亦是意庵治法的显著特点之一。

（五）诊疗特色与学术创新

1. 重经典，博采众长

根据徐春甫《古今医统大全·历世圣贤名医》（1985 年南京中医学院图书馆藏书复印本）和清代《祁门县志·人物志》记载，王氏"精研《素问》诸书，得医之奥，治疗有神效"，王氏临证熟谙《内经》理论，博采诸家众长，在吸取前人所长的基础上，有自己的独到见解。

新安医家注重从临床角度研究《伤寒论》，在具体病案中善于运用仲景方，强调临证病情的复杂性和临床实践的重要性，形成了内容丰富的新安经方医案。本书收录经方治验 11 则，王氏在运用经方时，秉持仲景之法，遣方用药在《伤寒论》的基础上灵活加减化裁。具体而言，仲景创制了诸承气汤方治疗阳明腑实证，开创了下法之先河。王氏在此基础上不拘成法，不仅依据"痞满燥实"，更以"热"为凭，并遵循河间治火热之法，参以黄连解毒之辈，即行通下。例如，在"外感风寒"案中，一患儿发热、呕吐、瘛疭、舌生白苔，以大柴胡汤下之而愈。在"阳明热盛"案中，患儿发热、弄舌、瘛疭，以调胃承气汤下之则愈。王氏辨析两案患儿虽症状极为相似，然而前案为阳明火盛动风，故出现热盛伤津、筋脉失养之象，后案是阳明与少阳合病。故虽均以仲景之法，但使用了不同方药进行医治，所谓守古训而不泥古方，足见其医术精深。再如"舌缩"案中，患者身热大汗，前医误以补中益气汤投服，导致舌缩不能言。王氏诊之，径投苦寒清热泻火之硝黄，一服大便通，舌伸而能言，汗亦随止。足见王氏不仅擅治伤寒正局，更精于伤寒残局的辨治。此外，王氏法河间，善用凉膈散、通圣散等表里双解方，更偏于攻下；法子和，治病擅以祛邪为主，认为"邪去则正安"。

2. 善下法，邪去正安

明代温补之法盛行，同一时期的医家如薛立斋、孙一奎、赵献可等大都重视温补之法，而王氏却尤擅用下法。纵观全书87则医案，下法居所用各种治法之首，其临证尤擅用硝黄之品。其下法的运用灵活多变，有大下、一下、微下、连下等不同。其最早使用灌肠法以猪胞硝汤治愈高年便秘等，通下而不伤其正，邪去则正气自复。王氏临证注重调理，强调补中益气、健脾和胃，下后多用米饮调治，并令其忌补。这也颇合张从正"治病当用药攻，养生当用食补"的学术主张。如"伤暑日久，服参误治"案，嘱咐患者子病日久，用三黄丸去黑粪后，须服米饮一个月；"病热伤食"案，一服而黑粪便通，知人事，以米饮呷之。再如对于久痢、妊娠、产后、体虚等证，临证一般应慎重用药，王氏则灵活变通，治疗不循常规，这也是王氏临床的特点。如"久痢"案，进士郑伟直妻痢久不止，病情危重，王氏详审病情，认为痢久伤津耗液，舌焦而燥乃涩塞之过，湿热内蕴，故投以大黄、黄连、芍药，大剂通之，一下而愈；又如"身孕七月，发热谵语"案，患者身孕七个月，发热谵语，前医医治无效，买棺待毙。王氏认为可以使用下法而获安，面对众人的质疑，王氏援引了《素问·六元正纪大论》中"黄帝问曰：妇人重身，毒之何如？岐伯曰：有故无殒，亦无殒也"。即说，即便妇人受孕后患病，只要是针对病因进行的治疗就不会影响孕体。王氏此举，若非经验丰富，学问贯通，断不敢如此行事。

3. 倡情志，特色鲜明

情志相胜法是中医学独特的心理疗法。自古以来，众多医家均强调调理情志在疾病治疗中的重要性。中医认为，情志由五脏气化而生，若情志过极，则会导致脏腑功能异常。王氏在临床中遇到此类疾病时，擅长运用情志疗法，注重养性怡情，而非单纯依赖药物，其心理疏导与药物治疗相结合的疗法尤为可贵。正如《千金翼方》所言："医者意也，善于用意，即为良医。"例如，在"气厥"一案中，吴监生之妻因生第三女大哭而昏迷，三日不语。前医诊断为产后中风，治疗无效。王氏根据其脉细而伏，判断为气厥，认为忧思与悲怒是其病根，唯喜可解，精神因素在此起主导作用。王氏诊毕，即采取"喜胜悲"的情志疗法，患者随即能言，正所谓"心病还需心药医"。此案例乃典型的心病致形病，王氏在治疗中取得患者信任，亦是见效迅速的关键，故记录于此，以供参考。王氏不仅重视成人情志调理，即便对小儿，亦能成功运用情志疗法使其不药而愈。如"无妄之疾"一案中，侄孙兴祥之子，年仅两岁，因未能如愿而哭闹不止，出现手足抽搐、目反等症状。前医刺激其印堂、承浆等穴位，病情反而加剧。王氏详查病情，认为肝主怒，抽搐、目反皆为肝病表现。患儿性急，违其意则激其怒，前医掐之更增其怒。王氏遂令旁人退去，禁止喧哗，门窗关闭，由其母抱卧患儿，安静调养一两个时辰，其病自止。此法与现代认知疗法中的顺志从欲法颇为相似。如今，大量实验研究与临床报道均证实，社会与心理因素对身心疾病的发展有重要影响，保持良好的心态与愉悦的心情对此类疾病的防治至关重要，对此我们须予以高度重视。

4. 治重症，屡起沉疴

书中部分医案是王氏在祁门为其宗亲治疗的记录，余下大部分则是其在京师为官宦及其家属诊治的案例。治贵人之难，古人早有论述。王氏医术精湛，胆识过人，其中不少急危重症的治疗都充分展现了其宫廷医学的高超水平，因而闻名京师。一些危重病案中，王氏的治疗其实颇具风险，前医望而却步，而王氏凭借丰富的临证经验，详辨是非，胆大心细，往往顾全大局，治病求本，以救人为己任，这一点值得称道。如"出血"案中，一婢女"三阴交无故血出如射，满地"，病情危笃，出血量大。情况紧急，王氏当机立断，首先"令其夫以指按其窍，缚以布条"进行有效止血，同时送服独参汤，量大、力专、药简，既周密又果断，标本兼顾，救厄除险，转危为安。又如"吐血"案，病家七十岁，吐血，医生以劳瘵治疗反而加剧了病情。王氏在错综复杂的病情中，通过脉症合参，诊断其六脉洪盛，两寸上溢，为纠正误药之偏，急拯重危之命，投以芩连柏、大黄、牡丹皮等大量清热泻火之品，一下而止，并指出："岂可谓年老而怯峻利乎？"即脉症相对，虽重可生，即使年高也无妨。正如张从正所言："先攻其邪，邪去而元气自复。"王氏此举，不仅体现了其辨证之准确，更展现了常人所不敢为的胆识，若非胆识俱高，绝难办到。

（六）验案举隅

案 1　喷血案

宗姪艮，年三十，喷血。医以四物汤加黄芩治之，胸膈痞胀，喷血，不进饮食，七日矣，医皆弃去。诊视之，六脉洪大，不大便十日，予以大黄三钱，桃仁三钱，朴硝三钱，令煎。众皆骇曰：乃父七十惟此子耳，予叹曰：有所恐惧，非道也，一下遂止，众皆喜服。

　　[按]临证遣方用药，既需识见，亦需胆略。若无丰富的临证经验，胆略便无从谈起。本案患者因阳明腑实证而致吐血，前医以四物汤加黄芩医治，结果七日后出现"胸膈痞胀，喷血，不进饮食"，"六脉洪大，不大便十日"等症状。在前医已放弃治疗的情况下，王氏仍坚持施治。他根据患者"胸膈痞胀，肠有燥粪，不大便十日，六脉洪大"等症状，脉症相参，辨为阳明腑实证所致吐血，遂以"通因通用"为法。众人因担心药物过于峻猛，王氏力排众议，采用上病下取之法，投以芒硝、大黄、桃仁。其中，大黄苦寒降泄、通便泄热；芒硝咸寒润降，助大黄泄热通便；桃仁活血化瘀。诸药合用，通胃结、救胃气、降胃气。一剂即止，立显神效，众人皆服，终解患者之危。本案既彰显了王氏医术之高明，有胆有识，亦体现了其医者仁心，对患者不离不弃。

案 2　郁热发狂案

吴仕昂之妻，年五十，发狂。言语颠倒，骂詈善饮，人以为邪祟，乃治以巫。

　　予视之，乃上焦有热也。夫热气熏心，神乱妄言，热气蒸肺，渴而善饮。巫乃鞭以桃条，反激其怒，而散其魂，震以法尺，反惊其心，而乱其神，喷其法水，反凝其腠理，而郁其热。愈治愈乱，愈乱愈治，其势必死而后已。

予以病脉之故，证其非邪，谕其家人撤去法坛，并去桃条。妇人尚能知感，告我以鞭笞之苦，予以善言安之。以白虎汤撤去上焦之热，加人参、麦门冬安魂定神，一服渴止，二服乃安。若以风痰发狂吐之，则徒损上焦之气，若以阳明发狂，实热下之，则诛伐无过之地也，不可不审。

　　［按］本案是王氏情志疗法与遣方用药相结合的一则典型医案。患者年五十，症见发狂、言语颠倒、骂詈善饮等。初时巫医以桃条鞭笞、法尺震慑、法水喷洒等手段施治，反致心神受惊、神志紊乱、热邪郁结，病情愈治愈重，几近危殆。意庵诊之，指出此病属情志为患，单凭药物难以奏效。王氏认为，此病乃上焦热盛所致，热气熏心则神乱妄言，热气蒸肺则口渴善饮，实为病态，非关邪祟，遂坚决制止巫医治疗，一语道破患者心病。患者闻言，感其苦楚，诉鞭笞之苦痛，遂生求治之心。王氏治疗时身心并治，以治心为先，通过沟通交流，善言抚慰，同时以白虎汤清热生津，辅以人参、麦冬安魂定神，终收"一服渴止，二服乃安"之效。心结既解，再以治形之方药跟进，疗效显著。王氏于案后谆谆告诫：情志之病不可全赖药力，本案患者不可误作风痰发狂而用吐法，以免损伤上焦之气；亦不可误作阳明实热发狂而用下法，以免诛伐无过之地。此等经验之谈，实为临床之鉴。

三、《孙文垣医案》

（一）著者简介与成书历程

　　《孙文垣医案》由明代著名医学家孙一奎之子孙朋来、孙泰来及其门人余煌、徐景奇等人根据孙氏家中所藏医案选编辑录而成。孙一奎，字文垣，号东宿、生生子，休宁人。孙氏师从汪石山弟子黄古潭先生，是汪石山的再传弟子、新安医学固本培元派的代表医家。《孙文垣医案》，又称《孙一奎医案》《生生子医案》《赤水玄珠医案》，按照孙氏临证行医地点进行分卷，包括《三吴治验》二卷，《新都治验》二卷，《宜兴治验》一卷，共五卷。

（二）存世版本与藏存状况

　　本书单行本现存7种版本（表6，参考《新编中国中医古籍总目》），另可见于《中国医学大成》。

表6　《孙文垣医案》存世版本和馆藏地

序号	版本	馆藏地
1	明万历二十四年至二十七年（1596—1599年）休宁孙泰来孙朋来刻《赤水玄珠全集》五种	中国国家图书馆 中国中医科学院图书馆 北京中医药大学图书馆 北京市中医医院图书馆 天津中医药大学图书馆 辽宁中医药大学图书馆 长春中医药大学图书馆 上海图书馆 中国科学院上海生命科学图书馆 南京图书馆 无锡市图书馆 安徽省图书馆 武汉大学图书馆医学分馆 成都市图书馆 山西省图书馆 内蒙古医科大学图书馆 鞍山市图书馆
2	日本明历三年（1657年）室町鲤山町田中清右卫门刻本	北京大学图书馆
3	清光绪二十六年（1900年）抄本	甘肃中医药大学图书馆
4	清末广东东佛镇天宝楼刻《赤水玄珠全集》五种本	首都医科大学图书馆
5	清代刻本	中国中医科学院图书馆 中国中医科学院中国医史文献研究所 天津医学高等专科学校图书馆 苏州市中医医院图书馆 扬州大学图书馆 安徽中医药大学图书馆 浙江中医药大学图书馆

续表

序号	版本	馆藏地
6	清代抄本	吉林省图书馆 苏州市图书馆 安徽省图书馆 中山大学图书馆
7	抄本	河南中医药大学图书馆 山西省图书馆 黑龙江中医药大学图书馆

（三）医案风格与后世影响

孙氏在《孙文垣医案·医案小引》中指出，医案的作用在于"盖诊治有成效，剂有成法，因纪之于册，俾人人可据而用之"。据此，他提出当时流传的各家医案存在两大不足：一是记载过于简略，二是过于自夸而不切实际（"或寂寥数语而法不备，或盘悦其辞，而于治法无当"）。本书医案特点鲜明。首先，"有发明"的医案颇多。书中除了记载各病证的医案外，标注"有发明""有大发明"的医案共57则，"或发明其症，或发明其治，或发明其时令，或发明其经旨，或发明其性情，或其人偏迷不从治理而罕譬曲喻，诱掖欷动之者"，充分体现了孙氏对医理和治法的独到见解。其次，记载详细，叙中带议。书中记载了患者发病的前因后果、症状表现、孙氏本人的诊疗过程或其他医生的诊治情况、临证处方等多方面的内容。

（四）分科范围与主治病种

本书所载病案在证治、经旨方面多有阐发，内容包括温热时疫、内科杂症、妇人胎产、幼虫童疳及耳目诸疾等。书中卷一、卷二为《三吴治验》，载案154则；卷三、卷四为《新都治验》，载案203则；卷五为《宜兴治验》，载案40则。

（五）诊疗特色与学术创新

1. 创"命门动气说""三焦相火说"

孙氏将汪机的参芪培元学说和薛己的温补下元思想有机结合，既擅用补中益气汤提补三焦元气，又擅以人参、黄芪合附子、肉桂、干姜等，甘温益气与辛热温阳兼用，脾肾并治。孙氏以命门动气为元气，以三焦为"相火之用"，创立了"命门动气说""三焦相火说"。其认为疾病的发生多是命门元气不足、三焦相火衰微导致的，故临证尤其重视命门，温补元气。书中以命门元气为本，治疗下焦元气虚寒，纠偏正误的医案颇多，如《三吴治验·卷一》"舜田臧公气虚中满"案，孙氏主张"先温补，使脾气健运，则清浊始分"；《新都治验·卷三》"吴勉斋腹痛欲死"案，孙氏提出"治当建立中气为主，中气一回，痛当立止"；《新都治验·卷四》"仲暗气虚中满"案，孙氏指出"此真气虚中满症也，法当温补下元而兼理脾，病犹可愈"。

2. 色脉相参，尤重脉诊

新安医家于脉法颇多研究，本书对于脉象的详细记录约占 2/3。孙氏临证常参合《内经》《难经》《脉经》等著作，色脉症互参，按脉审证，因症酌治。如《三吴治验·卷二》"董老夫人眩晕"案中，患者"脉右寸软弱，关滑，左脉弦长，直上鱼际，两尺皆弱，此亢而不下之脉"，孙氏认为《难经》有云"木行乘金之候也，总由未生育而肝经之血未破尔"，据《素问·至真要大论》"诸风掉眩，皆属于肝"，指出患者兼有痰火，故应养金平木、培土化痰为治。

孙氏在诊脉方法上秉承寸口诊脉法，在诊脉位置上主张左寸关尺分别对应心肝肾，右寸关尺对应肺脾肾，并将两手尺脉均作为肾脉，且未明确区分阴阳或肾与命门。如在《三吴治验·卷一》"李妓梦遗咳嗽"案中，孙氏诊其脉象，"两寸短涩，两尺洪滑，关弦"，并结合阴阳五行和四时脉象理论，对此脉象进行分析，孙氏指出"弦为春令，当金旺之时，犹然猖獗，设在卯月木旺火相，肺金枯萎，水之上源已竭，且肾脉洪滑，妓以欲胜，阴血既亏……是为阴绝"。又如《三吴治验·卷一》"曹镗胸膈不畅"案中，孙氏诊脉"两寸洪滑搏指，两关微弦，两尺微弱"，根据《内经》《难经》的理论，结合四时脉象，判断患者病情危笃，果患者"二月当呕吐而死"。

3. 疑难杂症，从痰立论

孙氏师从黄古谭，是汪机的再传弟子，而汪机私淑丹溪之学，故孙氏临证常采用丹溪"百病多由痰作祟"及"怪病多痰"的理论。书中记载痰证、血证等气血津液病变颇多，与痰证相关的医案累计150余例。孙氏指出，痰是致病的重要病理因素，痰瘀常合而发病，治疗上以理气化痰为法。如《三吴治验·卷二》"马迪庵内人奇痰症"案中，患者内伤的同时兼有外感，"复至五更发热、唇燥、胸中冲跳不已、手足皆冷、脉两寸俱滑数"，孙氏诊断为奇痰症，以小陷胸汤为治，以清热化痰、宽胸散结为法，药后大便行，下蛔虫，胸中不冲跳，但觉力怯，又以二陈汤加减，理气化痰、补中益气，药后诸症去而愈。

4. 巧发奇中，灵机活法

本书序言中记载"复集君所常治症以为案，余观其书，巧发而奇中，用愈甚精"，"巧发奇中"这一特点突出表现在书中有很多标注"大发明""有大发明"的医案。孙氏临证多用自拟方，或在成方基础上加减变化。如对于二陈汤的随证化裁，将其灵活运用于手足痛、痞满、胃脘痛、头痛、梅核气、三阴疟等各种疾病，有四十余案，《三吴治验·卷二》"姚老夫人右手疼"案中以二陈汤加减化痰清热、疏经活络为治；《新都治验·卷四》"应章弟三阴疟"案中孙氏指出为痰湿作祟，药用二陈汤加减，燥湿化痰截疟；《新都治验·卷四》"堂嫂程氏梅核气"案中从理气燥湿化痰立法，方用二陈汤化裁等。

（六）验案举隅

案1 金溪令君臧老夫人大头疫有发明案

金溪令净涵臧公尊堂太夫人，以季春眉寿，连看戏文二十余本，且多食鱼腥虾蟹，偶发寒热，三日不退，第四日，左耳前后及颊车皆红肿，第五日，右边亦肿，第六日，肿及满头，红大如斗，眼合无缝，昏聩不知人事，谵语若有邪祟，粒米不进者八日。举家惊惶，逆予为治。诊其脉六部皆洪长而数，予曰：此大头疫也。即以贯众、石膏各六钱，柴胡、葛根各三钱，赤芍药、天花粉各二钱，甘草一钱，黑豆四十九粒，水煎服之，日进二帖，脉始减半。第九日，方进粥饮半盂。前药除石膏，又四帖而安。是役也，人皆为予危之，谓八十之尊年，八日之绝粒，头大如斗，体热如燔炭，昏聩谵语，乃不去而治，何冥行不知止如此。而其婿闵怀海亦言病势如此，吾心亦危疑，见先生安闲而甘寝食，赖以少慰。症脉相对，虽重可生。假如人言以高年病危而弃不治，岂惟非医之存心。于病家相托之意亦孤矣，可乎哉。

［按］大头疫，又称大头瘟、大头病、大头风等，是一种因感受风热时毒所致的急性外感热病，以头面焮赤肿大为特征，多发于冬春两季。本案患者年事已高，病情危重，因连续观看二十余场台戏，加之多食鱼腥虾蟹，导致寒热三日不退，恰逢时疫，故发正虚邪实之难。发病至第八日，患者出现"肿及满头，红大如斗，眼合无缝，昏聩不知人事，谵语若有邪祟，粒米不进"的危重症状。孙氏诊视其脉，见"六部皆洪长而数"，凭脉辨为大头疫，遂投以贯众、石膏、柴胡、葛根、赤芍药、天花粉、甘草、黑豆，日进二帖，脉象始减半。次日，患者可进食粥饮半盅。前方除石膏后续服四帖而安。孙氏指出，患者之所以出现相关病证，乃由阳明、少阳二经热壅所致。虽病情较重，但症状与脉象相应，仍有生机。鉴于阳明为多气多血之经，且患者年高，故未敢使用硝黄等重药，而选用轻清解散之剂。案末彰显孙氏仁心仁术，虽高年病情危重，令人望而生畏，然医者以治病救人为己任。

案 2　族侄良诠血痢腹痛有发明案

族侄良诠，患血痢，腹痛，里急后重。时师治以香连丸、黄芩芍药汤，不愈，腹反增痛。面赤唇红，有似涂朱。喊叫之声，四舍悚骇。比有太学宁宇者，仁心为质人也。怜其家贫莫抵，拉予为诊。六脉洪大，伏于床间，两眼泪而不能言。太学会其意，语予曰：症诚急，彼以后事无措，而难于言。予曰：诺！吾能起之。以生熟白芍药六钱，生熟甘草二钱，干姜、肉桂各一钱，木香五分，枣二枚，水煎饮之。饮竟嗒焉而卧。太学心疑，归嘱家奴曰：倘有急，叩门可即报我。及明见无动静，乃令人觇病者何若。复曰：夜来痢减十之五，痛减十之七，早间已啜粥半盏矣。太学喜而叩予曰：渠面赤唇红，脉大，所下皆血，症皆属热，叔乃复投热剂，吾甚恐，一夜不能寐。乃今疾已减半，生有望焉。不卜今日用何剂？予曰：比昨剂差小耳，方仍昨也。太学曰：吾惑矣，何视热为寒耶？予曰：君知脉大为热，不知大而无力乃虚寒也。面赤唇红，由中寒而火不能下，阴盛格阳之症。设是真热腹痛，其人体仰而舒，寒则引而伏，所下血色带晦，均是假热，寒症明矣。前剂果再进而全瘳。太学复书报予曰：昨闻虚实真假之论，非饮上池水者不能道也。幸注之以诏后世。

[按] 本案患者为血痢之证，前医以香连丸、黄芩芍药汤为治，病情反而加重。孙氏为其诊治，审证求因，因脉大为热、大而无力、面赤唇红之象，判断患者为阴盛格阳之证，故力挽狂澜，投以生熟白芍药、生熟甘草、干姜、肉桂、木香、枣等温热之品二剂，药证相合，效如桴鼓，患者遂转危为安。经此一役，宁宇将孙氏治疗血痢的过程与扁鹊相媲美，体现出孙氏过人的胆识和高明的医术。

（七）创方举隅

医家创方是指医家针对特定病证，基于自身临证经验首次总结的方剂，或是在前人方剂基础上结合自身经验化裁而成的方剂。本书选择新安医家创方的标准主要参考以下几点：①作者明确自称创方者，且处方具有明确的名称和药物组成；②方剂源自新安医籍，且未见于其他医籍；③在众多方源中，新安医籍为最早记载者；④工具书中虽未注明方源为新安医籍，但所载方剂的组成与功效与新安医籍相同，且成书时间晚于新安医籍；⑤方剂见于新安医书，但工具书中遗漏其方源。《孙文垣医案》中孙氏自拟方详见表7。

表7 《孙文垣医案》中的创方举隅

创方名称	药物组成	功效
壮原汤（又名壮元汤）	人参、白术各二钱，茯苓、补骨脂各一钱，肉桂、附子、干姜、砂仁各五分，陈皮七分	温补下元，调气消肿
积块丸	京三棱、莪术（各用醋煨），自然铜、蛇含石（各烧红，醋淬七次）各二钱，雄黄、蜈蚣（全用，焙燥）各一钱二分，辰砂八分，木香一钱半，铁华粉（用糯米、醋炒）一钱，芦荟、天竺黄、阿魏、全蝎（洗，全用，焙干）各四钱，沉香八分，冰片五分	攻积杀虫
清肝散	夏枯草、香附、甘草、绿茶	清热明目，疏肝理气

续表

创方名称	药物组成	功效
调肝益神汤	人参、酸枣仁、龙骨为君，丹参、石斛、贝母、麦冬、五味子为臣，栀子、香附为佐	养心安神，清心除烦
端本丸	螺蛳壳火煅四两为君，牡蛎二两为臣，半夏、葛根、柴胡、苦参各一两为佐，黄柏一两为使，面糊为丸	燥湿清热，收敛理气

四、《程原仲医案》

（一）著者简介与成书历程

《程原仲医案》六卷，论为程仑所撰。该书又名《程氏医案》《寸补集》《寸补医案》。程仑，字原仲，号星海，歙县人，生卒年不详。程氏因患呕血而中断科举之业，转而潜心钻研岐黄之术，对历代名医著述进行了深入研习。此后，他负笈游医，足迹遍及吴、楚、梁、宋、燕、赵、齐、鲁等地数十载，声名远播。本书后经方天衢、潘彦宾审阅编纂，定名为《程原仲医案》，共六卷。

（二）存世版本与藏存状况

《程原仲医案》存世版本与藏存状况见表8。

表8　《程原仲医案》存世版本和馆藏地

序号	版本	馆藏地
1	明崇祯新安方道大潘彦宾刻本	首都图书馆 中国中医科学院图书馆 安徽省图书馆
2	清初张源远液香居抄本	苏州市图书馆
3	清乾隆二十四年（1759年）柴国琏抄本	江西省图书馆
4	抄本	天津中医药大学第一附属医院图书馆 苏州市中医医院图书馆

续表

序号	版本	馆藏地
5	日本抄本	中国医学科学院图书馆 上海中医药大学图书馆

（三）医案风格与后世影响

本书虽为医案著作，但内容分为三大部分：医论篇、医案篇、医方篇。卷首置八篇医论——原道、原脉、审证、聆音、辨味、奇正、贵简、博约，概括程氏临证心法，可谓医道纲目、临证指南。诸家医论与书后医案相印证，互为补充。同时，在具体的医案中，不仅有详细叙述，也常融医论于其中，或以经释证，如"《内经》云：饮入于胃，游溢精气，上输于脾，脾气散精，上归于肺，通调水道，下输膀胱。可见脾胃为一身之主，精气由饮食化生。今公体极虚，脾气又弱，不以此治，其何治焉？"或告诫同道，"医之为道，毋似矮子观场，毋随波逐流，贵在审证识脉"，"寒热虽殊，其理则一，录之以俟同志者参考"，或与患者交流，"医家论脉，脉实则实，脉虚则虚，徒信人言，反生疑惑"，"予幼多血弱病，因志于医，稍知调摄"等，言语明晰，颇为精辟。新安医家吴楚对程氏的学术思想颇为推崇，对于重视脉诊、重视情志因素等诸多观点尤为契合。吴楚在"前贤医案"中摘录程原仲医案多达34篇，另在《宝命真诠》书末"先哲格言"中，摘录《程原仲医案·原道》中两段文字："医者，依也，依人性情也，依人寒热也，依人虚实也，依人土宜也。医之为道，全在依人，最患执己见也。方者，方也，一定而不可移，可移即非方也。贵在专一则效速，药味又贵乎简也。""神农、轩辕，帝也。岐伯、伊尹，圣也。越人、仓公，贤也。长沙、梁公卿，相也。有其德，有其位，咸藉此以济世。今之士大夫，往往裹此而不谈，所谈者未必皆深造达理之士。予曰医道之不明，我知之矣。贤者过之，不肖者不及也。"

（四）分科范围与主治病种

本书收录内科、外科、妇科、儿科、五官科等病证215例，首卷载原道、原脉等8篇，其余各卷分为伤寒、痢疾、产狂、血症、呕吐、咳喘、不寐、痰饮、难产、腹痛、黄疸、牙痛等。每则医案均有记录主脉、主症、病程转机、方药变通等。卷末附验方56首。

（五）诊疗特色与学术创新

1. 尤善脉诊，以脉参病

《素问·疏五过论》有言："善为脉者，必以比类奇恒，从容知之。"脉诊对于判断疾病的进退预后，具有重要的临床意义。程氏对脉诊尤为重视，深研脉理，以脉统证，对于脉诊的认识多有创见，并常根据脉诊的情况判断疾病的虚实寒热，以及患者的顺逆吉凶。

如《程原仲医案·卷二》中"符卿归公夫人怀孕七月患痢"一案，患者腰疼腹痛，前医屡治，皆以为治痢与安胎不可兼得，而程氏则据"脉滑数，重按无力"，确定以安胎为法，并巧妙投以黄连阿胶汤而愈；《程原仲医案·卷三》"潘之婢忽患腰腹疼痛"案中，程氏诊其"六脉沉而散，且两尺脉更微细，三五来一歇止"，由此指出"医家论脉。今绝脉已见，何治为？"果潘之婢即死于是夜。而"会太史康庄马公岳母病"案中，程氏诊之"两寸脉弦，右关洪滑"，虽"人事不醒"，似中风状，但程氏认为无妨，调养可愈，并于案后指出："医全在脉，脉生则生，脉死则死。一时之间，将死者复生，而无病者竟死。脉可不精究乎哉。"

2. 善用针灸，治法灵活

程氏治病善于运用多种治疗手段，既精于针刺、外治，又擅长内治。临证时，他常根据疾病的具体情况，灵活采用方药、针灸、外治等多种方法，以提高疗效，精准施治。尤其在治疗内科疾病时，程氏不拘泥于汤药，常以内病外治，如针刺之法，以发挥疗效。如《程原仲医案·卷一》中"杨公夫人孕六七月胸膈胀"一案，程氏指出"患者脉和，非病脉也，药不能治，惟针灸可通"，遂灸内关穴，灸后即可饮食。程氏强调此穴可针可灸，男左女右，重则两手同灸，轻则七壮，重则加艾数。又如《程原仲医案·卷一》中"掌记生便毒"一案，患者求速效，程氏言"药力不能速效，速效者惟针耳"，以承山穴针入四分，皆用泻法，后肿消痛止。程氏临证外治亦效验显著，如《程原仲医案·卷四》中"佘成庵二令孙患头疮"一案，患者病情危困，程氏以"黄连末五钱，真轻粉末三钱，用麻油调糊瓦器上，稀稠得所"，并将"瓦器反覆，下烧艾叶，缓缓熏之，使遍老黄色，其色亦不宜太黑，放地上，出火毒。次日，又加研二分冰片末，加油调匀，三日全愈。此方治诸人皆效"。这些简便有效的治疗方法，对当今临床仍有重要的启发作用。

3. 善调情志，兼使药饵

中医认为，七情之郁，病发多端，对于情志内伤、怀抱忧郁的心理精神疾病，药物往往难以奏效，此乃不易之理。程氏临证尤为注重调护的重要性，主张养生当先养性，养性当先养心，并指出养生调护、开郁养心在疾病治疗中具有重要作用。在《程原仲医案·卷三》中，程氏特别强调耐心调养对于疾病治疗的重要性："夫病最宜耐心调养，性急甚害事。如炼丹要火候到，少怀欲速之心，则宋人揠苗之谓也。"其论述颇为中肯，对当今临床治疗具有启发意义，诚可效法。此外，程氏临证运用治郁之法独树一帜。如《程原仲医案·卷一》中"侍御吴公闺玉泪血"一案，患者因悲伤过度，日夜啼哭，以致泪出成血，饮食不进。程氏认为："泪为肝之液，目为肝之窍……悲哀过度，肝气急横。心虽生血，肝却不纳，血无所归，寻窍而出，则见泪血。"故当继续调治，以缓肝明目之品为功。又如《程原仲医案·卷六》中"礼部儒士允中侄孙心膈疼痛"一案，程氏认为患者胸膈疼痛未除，补血补肾药皆药证不合，故应宽胸解郁、顺气和胃以进食为宜，遂投以解郁顺气之品，其后渐加补益气血诸药调养而愈。

4. 善用验方，切于实用

程氏临证尤善收集和使用单方验方，且效验卓著。《程原仲医案·卷五》载：程氏以川椒六钱微炒，同烧酒半盂煎漱，治疗牙疼立愈；用乌梅煮熟后去核取肉，捣成大丸，噙于患处，治疗牙龈流血不止，数丸而愈；以生蒲黄筛以重罗，取其"极细稀软绢，裹之频拭"，治疗大肠下血，数次而愈。同时，本书书末单独附有验方56首，并根据不同病情加减化裁。又如"一人梦遗数年，服山茱萸、山药、枸杞、知、柏、芡实、莲花须、金樱膏、龙骨、参、术皆不效，颜色憔悴、面黄足冷"，程氏诊其脉，两尺微细，乃虚寒所致。投以"韭菜子酒浸，阴干，瓦器微炒，酒打米糊为丸，菉豆大，朱砂为衣，空心酒下五七十丸，半月全愈。韭菜子，暖肾涩精之神品。胡芦巴，即番韭子也。后治疗妇人宫寒及白带，皆效"。在"杨春元杨梅漏，鼻梁红肿将溃"案中，投以一验方："每日用大粉甘草节、小乌药各五钱，同土茯苓四两，水三碗煎至一碗二三分，晨起服食。再用土茯苓四两，同猪脊肉四两或半斤瓦器煮烂，连汤同午饭食。将前药渣用水二碗煎一碗，下午服。忌食盐，并一切咸味俱不宜入口，猪肉亦淡煮。如此服药、食肉、淡食六七十日，候漏毒结痂落全愈后，方可用盐，并忌酒、醋、茶、羊、鹅、鸡、鱼、猪首、肠脏、蹄肚、葱、蒜、芫荽、豆腐一切发物。"此方随治皆效，唯重而穿孔多者，效更甚。如此单方验方，不胜枚举。

（六）验案举隅

案1　伤寒过汗致虚胀案

十月，公主武场帘事，有客使患伤寒，因发汗过多，遂至腹胀不安，人事昏聩。医仍消导治之，其胀愈甚，渐至眩晕昏迷。因公在帘，家人未及相闻。至沉重，乃逆予。诊脉微弱之甚，用人参、半夏、厚朴、甘草四味，加姜煎服，腹胀即宽，寻愈。原治之医问曰：腹胀反补，古人亦有此治法乎？予曰：出自成无己。《明理论》有吐后腹胀、下后腹胀、汗后腹胀之条。又问：三者议论若何？曰：伤寒邪在腹，法当下而反吐，以成腹胀者，用调胃承气汤下之。伤寒邪在膈，法宜吐，医反下之，徒空脏腑而膈邪未去，致心烦腹满、卧起不安者，仍宜栀子厚朴汤吐之。汗多者，亡其津液，以致腹胀，法又宜此方，回其津液也。又问：同半夏、厚朴用，何也？予曰：半夏味辛，能散逆气。然证虽虚而形胀似实，厚朴之用，治形似之实耳。可见古人用法之妙。

[按] 医者最忌犯虚实之戒。本案患者因伤寒过汗，津液亏耗而致腹胀。前医未能辨清疾病所处阶段，以消导之法治疗，结果腹胀愈甚，甚至出现眩晕昏迷之症。程氏在辨证时，诊其脉象微弱至极。程氏凭脉辨证，指出本案患者津液亏耗，胃阴受损乃其病机本质，腹胀不安仅为外在假象。本为虚证，误投消剂，故应以补法治之，此即"塞因塞用"之理。方取仲景"厚朴生姜半夏甘草人参汤"之意，投以人参、半夏、厚朴、甘草四味，加生姜煎汤，

健脾温运、宽中去满，腹胀即宽旋愈。方中半夏味辛，行气散结。然证虽虚，而形胀似实，厚朴之用，正为治形似之实耳。

<h2 style="text-align:center">案2　众人感痢案（节选）</h2>

夫病，众人有传染同患者，运气使然。其中有似异而实同者，又在体认之何如耳。癸亥岁，予在渝关幕府，六月中旬多淫雨，同三四仆人俱患痢。予于本月二十八日感痢证，多白色，脉弦紧而实，日二三十行。是年为厥阴风木司天，少阳相火在泉。时值四之气为太阴湿土，木土相刑，法宜清凉。然土郁者反宜加硝、黄以夺之。贱体虽弱，今脉颇实，用苍术、厚朴、陈皮、枳壳、黄连、白芍药、木香、槟榔、大黄、芒硝一剂。次日，痢减至七八行，再照上方去硝黄再一剂即愈。诸仆人痢，皆以燥湿药治之而愈。

［按］清代余霖在其著作《疫疹一得》中言："医者不按运气，固执古方，百无一效。"古代医家多重视运气理论，本案即为程氏依据运气理论治疗疫病的一则典型医案。程氏认为疫病之特征为"有似异而实同者，又在体认之何如耳"，强调疫病具有传染性，并指出运气与疫病的发生及流行之间存在着某种关联。程氏指出，当年"司天为厥阴风木，在泉为少阳相火"，即处于风木与相火当令之时。然时值四气为太阴湿土，气候变化以湿气为重，木土相刑，故治法应以清冷为宜。遂用苍术、厚朴、陈皮、枳壳、黄连、白芍药、木香、槟榔、大黄、芒硝燥湿健脾，因辨证得当，故药到病除。本则医案中，程氏除详察细辨外，更结合外界环境的五运六气以疗疫病，对后世医家具有重要的借鉴意义。

五、《程茂先医案》

（一）著者简介与成书历程

《程茂先医案》四卷。明代程从周撰。程从周，字茂先，歙县人。据《程茂先医案·卷三》中"天启改元之岁，余年近四旬"推算，程氏约生于1581年，卒年不详。程氏出身于书香门第，其"尊人素以琴书自娱"，其初习举子业，后负笈遨游，冀访明师，游历江浙二十余年，终至扬州定居。有研究者据书中序言"予不佞芜城寄迹"，认为其"寄迹芜湖"是错误的。据《中国古今地名大辞典》指出："芜城在今江苏扬州市西北。"这也与《程茂先医案·程嗣基序》"于扬州居"记载一致，故《程茂先医案》是程氏在扬州的临证经验记载，书中自序载："每有一得之愚，能活一人之命者，录其颠末，藏诸笥中，日积月累，遂成其帙。"《程茂先医案》是迄今发现的程从周唯一的一部医学著作。

（二）存世版本与藏存状况

本书刻本较少，单行本仅现存1979年、1981年上海典籍书店据明崇祯五年（1632）刻本影印本。1993年安徽科技出版社《新安医籍丛刊》又据该影印本校点刊行。

（三）医案风格与后世影响

本书医案脉案完备，夹叙夹议，多将患者病情的来龙去脉、诊疗过程和遣方用药详尽记载。品读这类医案，对医家在治疗过程中的辨证、立法、遣方、用药等都能比较容易把握，脉络清晰，易于辨证。

（四）分科范围与主治病种

本书共收录内、外、妇、儿四科医案94例，其中以急危重症患者居多。程氏善用温补之品，如人参、黄芪等，属于新安医学固本培元派的代表医家。书中医案以温补培元治法取效的占近70%。

（五）诊疗特色与学术创新

1. 阐发阴证伤寒

程氏行医所在的扬州地区，许多医生对阴证伤寒误用寒凉药物，形成了滥用苦寒的时弊。程氏在《程茂先医案·卷一》中对此深有感触："寓维扬二十余载，目击阴证似阳、误服寒凉而殁者不可偻指……俱有伏阴之证，误投寒剂，祸不旋踵。"他推崇李东垣用姜附之剂治疗阴盛格阳于外的方法，以及王海藏以大建中汤治疗真阴假阳的阴证伤寒，临证时根据症状灵活使用参、芪、桂、附等药物，"常用温中之法而活人多矣"。在《程茂先医案·卷一》中，程氏与汪献臣的讨论中明确指出如何辨识伤寒的阴阳二证："夫医之为业，科目虽多，最难者，无如伤寒一门。伤寒诸证中之最难者，又无如阴寒一证。自然真阴寒，人孰不知。"《程茂先医案》中关于阴证伤寒或真阴假阳的记载共有18则医案，如《程茂先医案·卷三》中的"汪明德令政伏阴"案、"方涵素二令爱真阳不足"案，以及"朱怀川乃甥阴寒证"案等。

2. 明辨真中与类中

中风为中医"风痨臌膈"四大证之首，历代医家对中风病均有认识，如《素问·调经论》记载："血之与气并走于上，则为大厥，厥则暴死，气复反则生，不反则死。"程氏在总结前人关于中风证的基础上，结合自己的临证实践，指出要提高治疗效果或防止病情复发，需辨明中风的病因、病机及临床表现。王履的"真中类中"理论在一定程度上得到了发展。程氏在《程茂先医案·卷二》中详细论述了真中风与类中风的区别："盖斯症有真中、类中之分，内因外因之异。然真中极少，类中极多。"真中风的症状多表现为"其病顷刻暴至，人莫知之"，而类中风则如"东垣先生谓本气自病，守真先生谓水衰火旺，丹溪先生谓湿土生痰，痰生热、热生风，此皆言类中者也"。类中风的发病有一个过程，"有眉棱骨痛，手足麻顽，或体肥痰盛，肌肉掣动之人，为类中之先兆"，因此需提前预防。由于病因病机的不同，不能因"卒倒，痰盛，口眼㖞斜，手足偏废，悉作中风"一概而论，对于"有气虚卒倒者，中气厥逆者"，更不可一概使用风门之药。以上关于真中风和类中风的证治阐述，对现代临床具有重要的借鉴意义。

3. 审证求因，精于脉诊

程氏临证精于脉诊，对以脉主病颇有见地，书中医案中见脉知证，或见脉知预后的情形屡见不鲜。同时，他亦注重脉症相参。如《程茂先医案·卷四》载一人感寒症，程氏指出："古人有凭脉者，有凭症者，今此外症居多，皆系寒邪，宜凭症为主。虽然作泻，亦乃协热而利，非关滞也。"遂以羌活冲和汤，加紫苏、姜、葱，汗出身凉，头痛皆除，泻亦旋止。又如《程茂先医案·卷四》中的"张正父胃中气疼"案，程氏指出："盖此症，脉虽极微，与病相应，故可无虞。"

此外，程氏临证尊古而不泥古，常在经典的基础上知常达变。如其在

《程茂先医案·卷二》中指出："夫内伤之于外感，似是而非，况脉与症亦相悬绝。东垣论人迎脉大为外感，气口脉大为内伤。然内伤亦有人迎脉大者，外感亦有气口脉大者，此各禀赋不同。"故临证遣方用药要遵循因人制宜的治疗原则。又如《程茂先医案·卷三》中"汪元达乃政，经闭五年，六脉弦数，两尺流利。经云：尺脉绝不至者，经闭也。今脉流利，而经亦不行者，何也？""吴对廷乃政，年近三旬，曾育三男一女，今复有孕，而六脉俱微，两尺更细而沉，似有似无，月足，复诞一子"。对此，程氏指出："以上患者皆禀赋殊常，千万人中而一人也。"

又如《程茂先医案·卷二》中"张天章乃政痢疾"案，患者更医数人，并无寸效，程氏以脉测证，力排众议，十剂而痊愈。有人不解道："经云：痢脉洪大者死。今脉洪大而病痊者，何也？"程氏答道："君闻胜台前脉宜洪大否？兹其胎脉也。又岂可寻常患痢之人一概而论哉？"

4. 善用温补，重用参芪

程氏深受李东垣、汪机温阳益气思想的影响，其温补培元的特点与新安温补培元医家一脉相承。在诊治疾病时，多以阳、气、脾、肾为基础，善用人参、黄芪、当归、白术、茯苓等药物，甚至与干姜、附子等合用。本书收录的76则医案中，皆从脾肾阳气入手分析病因病机。在治疗上，程氏选用补中益气汤的医案有18则，以参、芪、归、术组方的医案有40则，足见其对温补法的重视。其遣方用药大致可分为三类：其一，补中益气汤之益气与升阳合剂；其二，受汪机影响，参芪合方；其三，参、芪、姜、附合用以温补中气、温阳补肾。

如《程茂先医案·卷一》载，某患者畏惧使用人参，程氏因此谨慎斟酌，以少量人参试之，并强调"药病相宜，须一钱一剂，亦所不禁"，后逐渐加至五分，病患"热退、汗除、咳嗽亦止"。然而，一日病患出现烦躁微喘，病家归咎于参芪，程氏解释道："若果不宜于参芪，服参芪后，即当加热加嗽，今却嗽止热除，汗又复敛，非参芪之功，乌可得耶？"经此解释，患者才肯继续服用，加至一钱一剂，调理两个多月，方恢复如初。

《程茂先医案·卷三》中的"方鸿宇长郎"一案，前医表散过度，导致患者热甚危笃。程氏指出此症"属元气大虚，表散太过"，并提出"火与元气不两立"之说，认为"法当补中，庶可退热"，充分体现了甘温补益中气而退热的治疗思想，其理论依据在于"火与元气不两立"。

此外，程氏虽重温补，却不拘泥于此。他详审疾病内外虚实，临床用药灵活多变。如《程茂先医案·卷一》中，敬坡自服温补之品，因用药失时，最终导致腹中胀满，痰喘厥逆而死；又如《程茂先医案·卷一》中的"余孙逢祯痘疹"一案，程氏细察其肚腹不硬而多啼，身热口干，判断为热极所致，遂投以天水散清热解渴，痘疹尽出。正所谓"医无定体，药不执方"。

（六）验案举隅

案1　久痹致虚案

汪仰塘之令堂，孀居久矣！年五十四岁。去年冬月起，患两足冷麻，或时作痛，初则犹可以策流憩，延至今年四月间，足虽不痛，而麻冷过膝，绝难履地，终日靠坐，稍不稳，则倒仆难支，诸药不效。五月初旬，邀余诊视，两手上二部脉沉缓，不及四至，两尺绝无。予曰："此痹症也。乃风寒湿三气乘虚而入，不能随时驱散，留滞于内，久而为痹。理宜大补气血，流湿疏风，以治其内；再用川椒、姜、葱煎汤，温洗其外，内外两攻。药力方透，久当自愈。"

或曰："其说固是，但《脉经》云：'人之有尺，譬如树之有根'，今两尺无脉，根本绝矣！若之，何犹可治耶？"

余曰："《经》云，诊法须分三部九候，上三部法天，中三部法人，下三部法地。又曰：脉者，气血之神，血旺则脉旺，血虚则脉虚。譬之平人，久坐足麻，良由血气阻滞，不能运动而然。今既两足麻冷，日久亦由血气不运致此，血气既不能运至下焦，理宜两尺脉亦隐伏不现，正合下部麻冷之症。非本脉断绝于内，服药之后，气血流通，脉当渐出。"于是乃用参、芪、归、术为君，川芎、苍术、牛膝、薏苡为臣，防己、木瓜、防风为佐，附子、独活为使，煎服五帖，左尺脉应，再服五帖，右尺亦隐隐而出，如此出入加减，煎服两月余而愈。

［按］学界普遍认为，"痹"字最早见于《内经》，书中多处对其进行了详细描述。其治法因《内经》论述详尽，虽历经各代阐发，但多不离其宗。本案患者因久痹致虚，程氏引《素问·痹论》云："风寒湿三气杂至，合而为痹也。"本案风寒湿三气杂至为病之因，治疗以养血舒筋为主，佐以祛风除湿。故宜内外合治，药力方能透达。遂先以参、芪、归、术大补气血，兼以川椒、姜、葱煎汤温洗外治辅之。国医大师李济仁在评点此案时指出，本案体现了新安医学关于久痹成虚及内外兼治的学术特点。同时，本案就"两尺无脉，根本绝矣"进行了讨论。旁人引《脉经》云："人之有尺，譬如树之有根。"患者两尺脉绝无，何以可治？程氏指出，患者因血气日久不能运行至下焦，故两尺脉隐伏不现，而非本脉断绝于内，服药之后，脉当渐出。参以补气生血、祛风除湿之剂，意在养血以祛风、活血以通络，后果两个月余而愈。综上可见，程氏治病，师古而不泥古，审证求因，循因论治，由此可窥见一二。

案2　中消案

在海，年近五十，色苍而质实。四月中，患心胸之间有块坟起，渐如碗大，痛如掤挶，势若承蜩，腰莫能直，整日呻吟。更数医，绝无寸效。延至六月，巳见州邀予往视之，及问，见备衣棺，咸谓必死，但能食粥。昼夜数十碗，其妻用两具铜罐更替炊煮，陆续而进，犹然应接不暇，稍迟号呼叫饿。诸医皆作胃气疼治之，故药罔效。

予脉之曰："此中消之证，胸高而痛者，痰与火也。效在旦夕，何遽备后事耶？"乃用石膏一两，黄连二钱，黄芩一钱五分，山栀仁二钱，枳实二钱，花粉一钱，知母一钱，贝母二钱，甘草五分，煎服一剂，痛亦随减，数剂之间，用粥顿少。

其妻泣告曰："往时虽病而善饭，今不能饭，或不起矣！"余笑曰："向能食者，乃病邪耳，正可为虑，兹食渐减，病亦渐除。"再以前方，出入加减，旬月之间，霍然无恙矣！

［按］本案患者心胸之间有块坟起，如碗口大小，剧烈疼痛，腰部不能挺

直。诸医治疗均无果而终。患者只能食粥，几十碗日夜不停，稍迟号呼叫饿。诸医均不识此证，以胃气疼痛来进行治疗，亦药罔效。《证治准绳·消瘅》云："渴而多饮为上消，消谷善饥为中消，渴而便数有膏为下消。"程氏脉症合参，指出此为中消之证，痰火互结，故胸高而痛，胃火内炽，故多食易饥。遂投以石膏、黄连、黄芩、山栀子清胃泻火，天花粉、知母生津止渴，佐以枳实、贝母化痰行气，诸药合用共奏清热化痰、养阴生津之效。前方出入月余，调理而安。

第三节　清代代表性医案类典籍

一、叶天士医案典籍

叶桂，字天士，号香岩，别号南阳先生，清代著名医学家，四大温病学家之一。叶氏生于约清康熙六年（1667 年），卒于约乾隆十一年（1746 年）。祖籍安徽省徽州府歙县（今安徽省黄山市歙县），其高祖叶封山从歙县到苏州谋生，居上津桥畔，故叶桂晚年又号上津老人，自称"古歙叶天士"。

叶氏生前忙于诊病，无暇亲笔著述，其门客及后人整理其医案，著有《温热论》《临证指南医案》《叶氏医案存真》《未刻本叶氏医案》《叶天士晚年方案真本》等多部著作。本书以《临证指南医案》《叶天士晚年方案真本》为例进行探讨。

（一）著者简介与成书历程

《临证指南医案》十卷，附《种福堂公选温热论医案》1 卷、《种福堂公选良方》3 卷。经统计，全书共收录医案 2576 例，3137 诊病案，案以温病治案尤多。本书收集了叶桂晚年医案 2500 余则，分类编辑而成，于清乾隆三十一年（1766 年）刊行。

《叶天士晚年方案真本》二卷。此书后为吴县张振家所得，与门人共同校订，刊于清光绪十五年（1889 年），之后由曹炳章校订，复刻于《中国医学大成》中。

（二）存世版本与藏存状况

《临证指南医案》现存约 41 种版本，参考《新编中国中医古籍总目》。

《叶天士晚年方案真本》单行本现存 1 种版本（表 9，参考《新编中国中医古籍总目》），另可见于《中国医学大成》。

表 9　《叶天士晚年方案真本》存世版本和馆藏地

版本	馆藏地
清光绪十五年（1889 年）苏城六润斋刻本	中国科学院国家科学图书馆 中国中医科学院图书馆 中国中医科学院中国医史文献研究所 首都医科大学图书馆 石家庄市中医院 山东省图书馆 陕西中医药大学图书馆 辽宁中医药大学图书馆 中国医科大学图书馆 吉林省中医药研究院图书馆 上海图书馆 复旦大学图书馆 上海中医药大学图书馆 安徽中医药大学图书馆 苏州市中医医院图书馆 浙江图书馆 浙江省中医药研究院 江西省图书馆

（三）医案风格与后世影响

《临证指南医案》沿用了清初三大名医之一喻昌的病案格式，故取名为"临证指南"。本书"辞简理明，悟超象外。其审证则卓识绝伦，处方则简洁明净"。

《叶天士晚年方案真本》在编写体例上与《临证指南医案》大致相同，或旁加引证，探求病源，或融哲理于医理，浑然天成，亦有只言片语者，言简意赅。清代医家徐灵胎的批语，每中肯綮，豁然于目。

（四）分科范围与主治病种

《临证指南医案》按病证分为 89 门，每门由其门人撰附论治 1 篇，门后附徐灵胎评议。卷一至卷八记载内科杂证、时证案，卷九载妇科案，卷十载儿科案，所用方剂索引附于书末。

《叶天士晚年方案真本》共收病案 497 则，均为叶天士晚年方案，并未对其进行任何修饰。所载医案涉及内、外、妇、儿各科，多为内科杂病，且未刊入《叶案存真》。

（五）诊疗特色与学术创新

1. 奠定温病学术体系

"时方轻灵派"由清代叶紫帆、叶朝采、叶天士、程钟龄、程思敏、王学健、王心如、王谟、王仲奇等人创立，在温热病和杂病的治疗上贡献卓著。叶氏在秉承《内经》《伤寒论》《温疫论》等前代医家外感热病思想的基础上，系统阐明了温病的病因病机，并在《温热论》中指出："温邪上受，首先犯肺，逆传心包。"他明确提出温病的病因是温邪，其传变途径是从口鼻而入，先犯手太阴肺经，病邪深入则包括顺传和逆传两种趋势。叶氏在病因、传变、治法等方面明辨温病与伤寒的区别，将温病的发生发展过程按照病变的浅深、轻重层次进行划分，从而创立了卫气营血辨证体系，并创造性地将三焦辨证与卫气营血辨证有机结合，深刻影响了后世温病学术的发展。同时，他对老年温病、妇女温病、儿童温病的证治特点进行了详细论述，进一步丰富和发展了温病诊断学的内容。在治疗上，叶氏确立了温病卫气营血四个阶段的治疗法则，提出了温病养阴、温病透邪、温病祛湿等治疗思想。例如，在"痢伤阴液"案中，叶氏指出久泻必致阴损液耗，患者口渴微咳并非实火客邪所致，故治以甘酸化阴之法，滋阴生津。又如，在"湿壅三焦肺气不降"案中，一患者"初因面肿，邪干阳位，气壅不通，二便皆少，肿胀随着处为甚，其湿热布散三焦"，叶氏以清肃上焦为先，同时针对此类湿热型温病，提出"渗湿于热下"的治法，常加入芦根、滑石等药物，祛湿解热，使湿邪下注。

2. 系统提出"络病"学说

叶氏在前人理论的基础上，创立了更为全面的络病辨治体系。他临证时强调"医不明治络之法，则愈来愈穷矣"，并在脏腑辨证的基础上指出，久病、久痛者，其病变部位已深入脏腑更细微的"络脉"体系，导致络脉病变，从而使疾病迁延不愈。所谓"经主气，络主血，久病血瘀""初为气结在经，久则血伤入络"，叶氏据此首创"久病入络""久痛入络""久痛在络，营中之气，结聚成瘕"等观点，提出络病应"通和血脉"，并确立了"络以通为用"的络病基本治则。具体而言，叶氏在临床上以虚实为纲，从气滞血结、痰瘀阻络、络脉空虚等方面立论，治疗如"湿热入经"之痹证、"热邪入胞络"之闭证、"血络郁痹"之郁证、"痰阻经络"之中风等病证。叶氏认为"络以辛为泄"，创立了辛味通络之法，如"营络虚寒"案中取辛温通络，"血络瘀痹"案以辛润通络，"饮伏经络"案中温经通络，以及虫药通络、藤药通络等诸法。此外，叶氏对"络虚"一证，指出治疗当"通补最宜"，宜灵活用药，忌用滋阴腻浊之品。

3. 提出胃阴学说

叶氏在继承李东垣脾胃学说的基础上，提出"脾胃分治"的主张，创立了胃阴学说。他反对一概使用升补脾阳之法，注重保存胃津，常以甘平或甘凉濡润之品濡养胃阴，使"存胃阴"理论得到进一步深化和发展。叶氏强调，养胃阴以使其通降，是通降法的精髓所在。这一通降法既非辛开苦降之药，亦非苦寒下夺之品，而是通过"甘平或甘寒濡润，以养胃阴，则津液来复，使之通降而已矣"。在补益胃阴的同时，佐以淡渗通降胃气，避免甘腻壅滞。例如，在"湿热肺气不降"案中，患者气分先病，肺先受伤，气少司降，导致二便癃闭。叶氏选用麦冬、知母、甜杏仁、白沙参、三角胡麻等药物，以生津清养胃阴为治。养胃阴的方法在叶氏临证中应用广泛，不仅用于温热病，也常用于虚劳、咳嗽、肝风、大便秘结等症。如在"肺痿"案中，患者"脉细心热，呼吸有音，夜寐不寐，过服发散，气泄阳伤"，诊断为肺痿。叶氏遵循仲景甘药和胃之法，补母救子，使用麦门冬汤，甘平养胃，培土生金，使胃阴恢复而肺痿痊愈。

4. 创立"阳化内风"说

唐宋以前，医学界多以"外风"学说为主。到了金元时期，刘完素、李东垣、朱丹溪三家对中风的认识虽立论各异，但均偏重内因。叶氏在继承"内风"理论的基础上，创立了"阳化内风"一说。叶氏所谓的内风，实为阳气在体内的变化。精血亏少、肝肾阴虚、水不涵木，是导致阳化内风的根本原因。本气病为本，阳化风为标，故治疗时多以滋肾养肝为中风之大法。例如，在"阳升热蒸液亏"案中，患者因"嗔怒动阳，恰值春木司升，厥阴内风乘阳明脉络之虚……而致指节为之麻木"。叶氏指出"肝为刚脏，非柔润不能调和也"。在"肝阴虚"案中，叶氏提出"缓肝之急以熄风，滋肾之液以驱热"。同时，叶氏强调，五脏之盛衰皆可引发肝风内动，并将五脏之调养定为治肝风之纲，临证时亦兼顾脏腑调养，如培补中宫、清心养血、清燥甘凉、涤痰通络等诸多治法。例如，一患者因肾阴亏虚导致肝风内动，出现左胁及腹部不适等症状，叶氏以疏补为治，投以熟地黄炭、炒当归、炒山楂肉、炒地榆、炒牡丹皮、冬桑叶等药物，以益脏通腑。

5. 重视奇经虚实辨治

叶氏认为，奇经八脉具有蓄贮十二经脉充盈气血的功能，故为"十二经脉之海"。研究表明，叶氏运用奇经八脉理论治疗疾病的医案共计165例，其中《临证指南医案》134例。叶氏特别重视奇经八脉与肝肾之间的关系，指出"奇经八脉，隶于肝肾为多""肝肾内损，渐及奇经诸脉""肝肾下病，必留连及奇经八脉"等，将奇经八脉与脏腑、十二经相结合，以补充前人治法之未备。此外，叶氏指出，奇经辨证应分虚实，故奇经病的治疗应以"务在调和气血"为原则。对于奇经实证，如气滞、血瘀或痰浊等实邪阻滞，宜用辛苦、芳香性味之药宣通气血，以利畅行；若为奇经虚证，如气虚、血虚或阳虚等，用药应温养奇经，以甘温之药为主，并加辛味通行宣散之药，以防甘药过度滋腻而阻滞奇经八脉的气血运行。如一则"奇脉虚血滞"案，患者"产育频多，冲任脉虚，天癸当止之年，有紫黑血暴下，黄水不断"，虽近三年服用归脾汤，但效果不佳。叶氏认为此属奇经络病，与脏腑无关。"久崩久带，宜清宜通"，故仿此法予以治疗。

6. 丰富诊法内涵

叶氏临证时，通过望、闻、问、切四诊来诊察病情，并将四诊所得的材料进行全面分析，其中尤其重视脉象与舌象。在杂病医案中，脉诊的记述远多于舌诊；而在时病医案中，舌诊的记述则远多于脉诊。由此可见，叶氏在杂病诊治中以脉诊为主，在时病诊治中以舌诊为重。《临证指南医案》中记载的医案，大多对脉、舌、齿的变化作了详尽的叙述。例如，"脉细涩，入尺泽，下元精亏，龙旺火炽，是口齿龈肿，皆下焦之虚阳上越""舌边赤，齿板燥裂血，邪留营中，有内闭瘛疭厥逆之变，况右脉小数，左脉涩弱，热固在里""过清则肢冷呕恶，过燥则唇齿燥裂"。叶氏强调，温病的诊断，关键在于观察牙齿和牙龈，"温热之病，亦须验齿。齿为肾之余，龈为胃之络，热邪不燥胃津，必耗肾液"。此外，叶氏还重视斑疹的辨治，对斑疹的形态大小、病因病机及顺逆判定等均有详尽的论述，如"温邪已入血分，舌赤音低，神呆潮热，即发斑疹，亦是血中热邪""舌边赤，昏谵，早轻夜重，斑疹隐约，是温湿已入血络"。这些诊法内容，使温病诊断学更加系统化，日臻完善。

（六）验案举隅

案 1　秽邪化热深入营血外发斑疹案

沈，北城下，三十六岁。温疹皆病气鼻口吸受其秽邪，是天地乖戾不正之气，无形之物，上窍阻塞，呛物不下。医不知无形有形，但曰清火寒降，至药直入肠胃，与咽中不相干涉。

连翘心一钱、射干三分、鲜芦一两、马勃七分、牛蒡子一钱五分、金银花一钱。

［按］温疹即温病发斑疹之意。本案指出秽邪乃天地间乖戾不正之气，属无形之物。热入营血，故发为温疹。秽浊之邪有气无质，气虽浊而病位在上，叶氏选用连翘、金银花、射干、牛蒡子等清轻气分之品，清热解毒、疏散风热，以清化之。徐大椿评析本案，以无形治无形，乃本医案治疗思想之独特

处，此法前人所未发。此外，陈克正指出，叶氏治疗风温发疹，多以辛凉清热透疹为法，用薄荷赤芍方（薄荷、赤芍、连翘、牛蒡子、桔梗、桑白皮、甘草、山栀子）。若凉风外袭，伏热内蒸，症见喘咳身热、始而昼热、继而暮热、龈肉紫而肌垒发疹，病自气分渐及血分，治宜辛寒清散，用薄荷连翘方（薄荷、连翘、石膏、竹叶、杏仁、桑白皮、薏苡仁）。

案 2   瘀积胃痛案

秦，久有胃痛，更加劳力，致络中血瘀。经气逆，其患总在络脉中痹窒耳。医药或攻里，或攻表，置病不理，宜乎无效，形瘦消减，用缓逐其瘀一法。

蜣螂虫（炙）一两、䗪虫（炙）一两、五灵脂（炒）一两、桃仁二两、生川桂枝尖五钱、蜀漆（炒黑）三钱。用老韭根白捣汁泛丸，每服二钱，滚水下。

[按] 本案患者长期胃痛，伴有胃气上逆，并出现形瘦消减等症状。叶氏以"久病入络，久病入血"为论，推断患者有胃痛固定不移、舌紫而暗、脉涩、面色暗黑少华等症。叶氏指出，对于久病久痛，非一般药物可奏效，病久络瘀宜用丸剂缓图其功。轻者，多用桃仁、当归；重者，则以虫类药为宜，因虫蚁等"蠕动之物能够松透病根"。

（七）创方举隅

叶氏在临证中多有创方，摘取部分举隅如下，见表 10。

表 10 《临证指南医案》中的创方

创方名称	药物组成	主治
七香饼	香附、丁香各一两二钱，甘松八钱，益智仁六钱，砂仁、莪术、陈皮各二钱	稚年夏月，食瓜果水寒之湿，着于脾胃，令人泄泻
三神丸	五味子、补骨脂、肉豆蔻	痢久伤肾阴，下焦坎阳亦衰，八脉不固，肠膩自滑而下，纳谷运迟

续表

创方名称	药物组成	主治
大建中汤	人参、肉桂、当归、花椒、茯苓、炙甘草、白芍、饴糖、大枣	劳伤阳气，不肯复元，清阳凋丧，闪气疼痛，脘中痞结，经和补调理，右脉濡，来去涩者
木防己汤	防己、石膏、桂枝、姜黄、杏仁、桑枝	冬月温暖，真气未得潜藏，邪乘内虚而伏，因惊蛰节，春阳内动，伏气乃发。初受风寒，已从热化，兼以夜坐不眠，身中阳气泄越，致痹证疼痛增剧

二、《赤崖医案》

（一）著者简介与成书历程

《赤崖医案》二卷。清代汪廷元撰。汪廷元，字瓒禾，号赤崖，约生于清代康熙末年，殁于嘉庆初年或稍后，新安天都邑城（安徽歙县）人。《歙县志》载："汪廷元，字瓒，又名禾，邑城人，以儒医著名，传三世，著《广陵医案》《新安医案》。"汪氏医案经程瑶田、金云槐、吴珏作序，刊于乾隆四十七年（1782 年）。

（二）存世版本与藏存状况

据《新编中国中医古籍总目》记载，此书为中医典籍珍藏本，现仅存于浙江省中医药研究院。2011 年，中医古籍出版社将其影印出版。近年来，随着"中华古籍保护计划"的实施，中医古籍的保护、传承、整理与利用工作已取得显著进展，本书亦被纳入《中华医藏》提要编纂项目。

（三）医案风格与后世影响

本书所选医案多为急危重症与疑难病证，此乃本书最大特色。读者不仅可从中体悟汪氏诊治危重疑难疾病的临证经验，更能领略其在理法方药运用上的独到见解。此外，书中还记载了诸多失败案例，以供医者借鉴，这种求真务实的科学精神难能可贵。此类记载在古代医案著述中颇为罕见，足见汪氏治学之严谨与求实之精神。

（四）分科范围与主治病种

本书为汪氏从大量的临证医案中选其精华，将其八十六条验案编入《新安医案》和《广陵医案》中，集于一书，名曰《赤崖医案》，内容涉及内、外、妇、儿、伤寒、温病、五官诸科。

（五）诊疗特色与学术创新

1. 法遵仲景，融汇各家之学

汪氏上承家学，其在自序中有言："顾吾家世以医名，活人无算，自吾大父至于吾，已三世矣。"汪氏重视中医典籍，书中近二十六篇阐发或具体运用前贤经旨，如《难经·六十一难》所言"望见其五色，以知其病"，《周易·系辞》所云"精气为物，游魂为变"，《素问·灵兰秘典论》所述"心者君主之官，神明出焉；肝者将军之官，谋虑出焉"。

汪氏在临床中善于应用张仲景方治疗疾病，如"寸口脉涩，知有宿食，当下之""腹中满痛者，此为实也，当下之""脉虚身热，得之伤暑"等。汪氏指出："有谓仲景之书，不专为伤寒设者，今以治杂病，用之多验，其理固一以贯之矣。"《伤寒论》既可治伤寒，亦可依理治疗伤寒之外的诸病。如"张尔公兄热病日饮冷水二十余碗而色暗神倦病机当察"案中，汪氏宗仲景之法，于五苓散的基础上加减化裁，取得了很好的效果；"曹亲母安人虚怯喘泄以受补而愈"案中，运用《金匮要略》麦门冬汤加味，补肺健脾、降逆平喘，方证合拍；"程渭年兄乃室畏寒腹痛四肢厥逆"案中，治疗疟疾时亦取仲景之法，以小柴胡汤化裁。

2. 尤重脉诊，强调详审脉症

汪氏临证强调详审脉症，认为："是知医之临症，在合色脉，察其虚实，惧有伏焉。倘徒听病者口中所述，粗心以应之，不几于殆乎。"又言："唯知邪实，不别强弱新久，不察形气色泽，不审三部九候，命期已促，医不能明，可谓忽于治诊之要者也。"除强调四诊合参的重要性外，汪氏对脉诊尤为重视，全书四十九篇均据脉分析病情，凭脉用药，脉学诊断理论贯穿全书。例如，在"邑尊王公署中谭幕友疫邪从症不从脉"案中，程氏借鉴《温疫论》的明训，提出对"脉厥"的详细理解："邪在少阳阳明，热盛气壅，故脉厥。

但时疫与伤寒所受不同，诸名家论之详矣。临症制宜，不可拘执。如此脉症，当兼清下以解其毒，可无忧也。"这些论述极大地丰富了中医脉理，成为汪氏诊断疾病的重要特色之一。尤其在治疗病情变化多端的急危重症时，汪氏多凭脉辨证。如"家圣模兄乃室其所生诸病皆胎火为患"案中，前医多以虚劳论治，而汪氏则以"脉虽数而洪，尺中按之不绝"为据，力排众议，断为恶阻，遂投以清热安胎之品，霍然取效；"苏在年兄乃室病脚气体厥暴死二日"案中，患者貌似暴死，声息俱无，汪氏诊之，根据"尺中不绝如丝"，断定尚存一线生机，急投参附汤加减，而获效机；"毕峻功翁令政戴阳自汗烦躁"案中，汪氏细察病史，以"脉洪大无伦"为据，诊断为阴盛格阳之戴阳证，急投回阳救逆之方，霍然取效。

3. 力倡温补，活用参附重剂

汪氏治疗疾病，崇尚温补，是新安固本培元派的代表人物之一。全书无论是医案选择还是用药特点都偏于温补，86 条验案中涉及温补法使用者有 15 条。如"邑学王师台夫人火不归原虚寒已极"案中"共计服附子六斤，人参二斤"，"巴滨上翁阴盛隔阳似疟非疟"案中"宜用四逆汤加人参"，"江越门先生夫人产后昏晕"案中以参、附、黑姜炭回阳固脱，"家镇臣翁乃媳痢疾痛厥急症"案中，以扶正泻下之黄龙汤治疗痢疾实积之证等，汪氏广用且重用参附之品，由此可见一斑。

清代医书中经常能看到医家使用补药，反映出当时社会上普遍存在好用补药的风气。此补药之风气影响范围，上至富贵之家，下至贫苦百姓。汪氏对于温补之法的运用也颇有发挥，并非一味温补，而是临证根据病情的实际情况进行变通。如"江汉若兄尺衄去血不知几斗"案中，医者欲投以参芪补气，汪氏指出，本案患者属于虚火妄行，阳明胃中有实热，不宜用参附之品，遂遵"壮水之主，以制阳光"之旨，投以滋阴清补之剂，则病情转危为安；"白大人夫人痰嗽不食不寐不大便十有余日"案中的白公夫人，体素而厚，偶因菀结，干咳无痰，不饥不食，大便不通，整夜不眠，一镇江医家，劝服用附子理中汤。汪氏以脉论之，认为今左脉弦大，右脉数大，乃阳亢阴虚，燥火内扰，安有温补之理？故以酸枣仁汤加减，其病旋愈；"吴绣泉兄之使受暑误治致汗喘交作"案中，前医误诊为"伤寒脱症"，拟投姜附温中救脱，汪氏诊断后辨为暑伤元气，仿效东垣清暑益气汤治之，药中病机，应手而愈。

4. 医贵变通，详审内外虚实

汪氏临证既掌握先贤的法度规矩和临证经验，又能做到随证变通，详审内外虚实，其指出"药与病对，不与人对，此投鼠而不知所顾也""医家贵能变通，不胶于古而亦不谬于古，乃可与言仁术"。如"吴岘山先生病癥治愈本末"案中，汪氏以症参脉，审证求因，诊断为"阴液外竭而阳气内伤"，并以桂附之品投药，救阴回阳，病得转机。汪氏指出"夫病有前后寒热之异，治有终始补泻之殊，因时变通，不宜执一"。在"吴凤山兄病温正虚用补急救"案中，患者虽病温热，而脉来虚数不能应指，虚脱征象毕露，汪氏明辨邪正虚实，以扶正祛邪为法，药后正复邪退，药中肯綮，案云："盖症有虚实，治有补泻，不能审察，多致祸败""故事当权其大小缓急"。

全书关于虚实真假、寒热真假的病案记载达十二则。虚实真假、寒热真假历来是临床上最难辨识的病证，若辨识不清，死生立判，临证当慎之又慎。在"巴滨上翁阴盛隔阳似疟非疟"案中，患者貌似阳热极盛之证，然汪氏根据脉象"重取空虚"，舍症从脉，断为真寒假热之阴盛格阳证；"江南耀兄少腹痛厥逆囊缩最为疑难易误"案中，患者系阳郁内闭所致，属于真热假寒之热极生寒证。若不明病机，误以为是寒入厥阴之寒厥证，误投回阳救逆之辈，则其祸立见。由此观之，临证虚实真假不可不详察以明辨之，否则不仅难以取效，还会贻误苍生。

5. 重视饮食，注重药食同用

《素问·疏五过论》有言："凡欲诊病者，必问饮食居处。"汪氏临证注重药食结合，指出谷肉果菜，食养尽之，常引用《素问·阴阳应象大论》"精不足者补之以味"及《素问·热论》"食肉则复"等，强调对脾胃气血的保护。如"张子春兄时热津血枯涸将绝危候"一案，即为汪氏采用食疗法治邪热熏灼、津血将绝危候的典型案例。汪氏参《伤寒论》治少阴咽痛的猪肤汤之法，药用猪肉、粳米、梨汁等厚味之品生津养胃，药后病情大减。后又以六味地黄丸滋补肝肾，缓治其本。如此药食结合，相辅相成。在全书的结尾部分，汪氏专门单列一篇《附伤寒杂病禁食辨》进行详细论述，如"若受邪本轻，病不在胃，又内伤劳倦，病似外因，而胃饥常欲得食，斯可与之食矣""人赖胃气以生，药亦赖胃气以运"。如此"药借食威，食助药力"，通过食物的作用协同药物，达到防病治病、养生健身的目的。"食复"一词，见于《伤寒论》，即因饮食失宜，引起疾病复发。汪氏在临证中强调"食复"的不良后果，书中记载了多例饮食失节的医案，如在"吴渭川翁肿满奇症愈后复病误治"一案中，患者起初肿满重症，服用加味肾气丸后病情逐渐好转，但病愈后未能注意饮食起居调养，触犯"食复"和"劳复"禁忌，最终导致旧病复发，且病情严重至无法挽救。又如"罗舜章兄壮年已中二次复舌不能伸小便不禁"一案，患者投以峻补之剂后，大有效验，后因不慎保养，酿成大祸。饮食宜忌蕴含丰富的养生学知识，亦体现脾胃为后天之本的理论在临证中的灵活运用。

（六）验案举隅

案1　黄寓凡学兄症似风热而实真阳大亏案

黄寓凡学兄，馆与予居比邻，知其体质外实内虚，痰多食少，病将作矣。一日在馆中，微发热，咳嗽，自以为风邪而服表散，痰嗽转甚，面赤且咽痛，痰中带血，忽然头眩颠仆，后行走常恐倾跌，脉浮取洪大，沉取豁然。予曰：见痰休治痰，见血休治血，今所见诸病，乃假热真寒，宜求之以其属。议用附桂八味加减为剂，其乃弟鹤溪学兄亦以为然，再饮而病已。

［按］疾病的本质与现象常有不相一致者，若不加以审症周详，容易被假象所惑而误治。汪氏临证常以脉象为凭据，特别是辨识真假虚实的复杂病证。本案即其例。患者初见微发热，咳嗽，类似风邪袭表，肺卫不固之象，投以清解风热之品后，热势更甚，出现咳嗽加重，面赤且咽痛，痰中带血，忽然头眩颠仆，后行走常恐倾跌等症状。汪氏脉症相参，根据"脉浮取洪大，沉取豁然"，遂判断为假热真寒之证，并指出"见痰休治痰，见血休治血"，此治病求本也。故以附桂八味立方遣药，温补肾阳。因辨证得当，不日向安。

案 2　吴涵斋先生腹痛为食积补之则逆案

吴涵斋先生，为江越门先生门人，以编修告假在籍，留予寓店中一载，恨相见之晚也。先生一日，腹中大痛而喜按，自汗出，肢冷至肘，浑似虚状。众议欲投温补，予曰：脉虽弦细，而右关沉滑，此食填太阴，温之固当，若以汗厥为虚而用补，是逆之也。与槟榔、枳实、厚朴、炒山楂、峡曲、炮姜、砂仁。一服良已。乃侄步崑兄，前病愈，月余复病，与先生略同，更加呕吐痰食，切其脉沉细而无力，与以参术补剂，亦一服而瘥。故症同诊异，攻补殊施，不然刻舟求剑，鲜有不误者矣。

［按］汪氏临证强调医贵变通，证变则治法方药也随之改变，并常以脉论治，每治多验。本案载病两则，其一是"腹中大痛而喜按，自汗出，肢冷至肘，浑似虚状"，其二是"侄步崑兄，前病愈，月余复病，与先生略同，更加呕吐痰食"，汪氏根据脉象的不同，判断前者右关脉沉滑，应为实证，后者是脉沉细无力，断为虚证，遂遣方用药各有不同，前者以消食导滞为主，后者以温补气血得安。汪氏指出："症同诊异，攻补殊施，不然刻舟求剑，鲜有不误者矣。"本案提示后学，凡治病既要注意体质因素，也要注意脉症的辨识，所谓同病异治。

三、《冯塘医案》

（一）著者简介与成书历程

《冯塘医案》二卷。程有功撰。程有功，字思敏，清代嘉庆、道光年间的名医之一。程氏善治杂病和虚劳，为族人程杏轩所推崇。程氏一生授徒多人，其中卓有建树者有休宁叶馨谷、歙县王学健。《冯塘医案》为叶馨谷之子叶熙铎据程氏遗案编纂，迄未付梓，仅抄本流传。因程氏是歙县冯塘人，故其医案命名为《冯塘医案》。

（二）存世版本与藏存状况

本书分为上、下两卷，上卷为医论，下卷为医案。目前社会上流传的抄本医论部分并不完整。我们收集的抄本为叶馨谷之曾孙叶孟辄校订四次的善本，原由休宁县已故老中医刘申之先生珍藏。本书单行本现仅存一种残抄本，藏于黄山某私人处，后经安徽科学技术出版社整理，收录于《新安医籍丛刊》中。

（三）医案风格与后世影响

本书医案记述翔实，对病因病机及用药原理解释虽仅寥寥数句，但绝大部分内容均有较多发挥，注解中分析了部分用法用方，以完善理法方药的内容。此外，医案中常引用《黄帝内经》及作者自身的心得体会作为判断依据。

（四）分科范围与主治病种

本书抄本载正案 162 则，内重复 2 则，叶孟辄据别本增补案 5 则，多为杂病验案。

（五）诊疗特色与学术创新

1. 顾护脾胃，中正平和

脾胃为后天之本，气血生化之源。程氏临证用药多选用中正平和之品，少用峻险攻伐之药，以不伤五脏中和之气为原则，常用调养脾胃、调和阴阳气血为主的茯苓、党参等药物。他始终遵循"有胃气则生，无胃气则死，得谷则昌，失谷则亡"的宗旨。在治疗"肝风"案中，程氏主张补益精血、健脾息风，认为"治风先治血，血行风自灭"。例如，一患者因长期烦劳抑郁，心脾皆亏，程氏投以黑料豆、南烛子、生白芍等扶土抑木，佐以镇逆养阴；另一患者心营亏虚，肝风内动，程氏仿归脾汤之法，投以党参、茯苓、白芍、白术健脾益气，当归、枸杞子、酸枣仁等养血补血，使气血充盈，助脾健运，则肝风自止。在治疗"虚损"案中，程氏依据《素问·阴阳应象大论》"形不足者，温之以气；精不足者，补之以味"的原则，多以熟地黄、茯神、山药等为主药，固本培元、补益元气。例如，一患者肺肾虚寒，咳嗽久治不愈，程氏以养阴保肺、扶土生金为治。这也体现了其对脾胃的重视，在治疗虚损疾病时，养生调摄必须贯穿始终。在治疗"噎膈"案中，患者因湿热肠红，耗伤肺胃津液，程氏指出肺胃之气阴两伤，切忌使用辛香之品，以防耗气伤津，强调救阴即在于保存津液。故以沙参、石斛、贝母等养阴润肺、养胃生津。此外，程氏临证因证施药，常制备膏、丸剂治疗慢性病和虚损性疾病。例如，在治疗"虚损"案中，患者肝肾真元本亏，水不涵木，脾失健运，程氏以汤剂和丸方并投，服用汤剂养阴清热治其标，配合丸剂缓而图之以治其本，标本兼顾，也体现出其顾护脾胃正气的思想。程氏对于脾胃的重视还体现在他对先后天之间关系的认识上。例如，在"呕吐"案中，患者"命门火衰，中焦不能腐化，脾胃也失其升降"，故治法上通过调补先天以巩固后天脾胃，火旺则土强，而脾自健运矣。

2. 气血为纲，善治杂病

《素问·调经论》有云："人之所有者，血与气耳。"程氏临证推崇气血学说，以调和气血、平衡阴阳为原则，旨在疏其气血，而致和平。如"中风"案中，一患者"阴虚于下，阳越于上，阴阳脱离"而成喑痱，程氏认为此乃气血大亏、心肾不交所致，故以益气生血为治；再如"郁证"中有一案，患者同时出现气郁、湿郁、痰郁、血郁四者交结为患，其中气郁为先，继而形成湿郁、痰郁、血郁。程氏指出："肝木不疏，湿郁、痰郁、气郁、血郁四者互相为患。"所谓木不达土，则脾失健运。加之气行则血行，气滞则血止，久之气郁，则血郁亦成。程氏以疏肝解郁为主，辅以理气渗湿之品。此外，程氏善用理气药、活血化瘀药等，疗效显著。如川芎，乃血中之气药，上行头目，中开郁结，下调经水，既能活血化瘀，又能行气通滞，使气血畅达，诸患自除。程氏常用川芎配伍，如"调经"案中，川芎配丹参，养血调经；"胎漏"案中，川芎配当归，补气敛血。同时，程氏善用大补气血的血肉有情之品治疗气血亏虚、脏腑耗伤的虚损病，如叶天士在《临证指南医案·虚劳》中所言："血肉有情，栽培身内之精血……多用自有益。"如鹿角胶、龟甲胶、上鹿茸、鹿筋、陈阿胶、紫河车等，从而达到调整阴阳、补益气血冲任的目的。

3. 善用对药，重视专药

程氏临证熟悉药性与药理，善用对药。如程氏常以熟地黄与山药配伍。如一"虚损"医案中，"右，阅录病情，肝郁伤脾，统藏失职……亟宜柔肝保液，冀奏万一之功"。程氏投以大熟地黄、怀山药、党参之品。《本草纲目》载熟地黄具有"填骨髓、生精血"之功。《神农本草经》载山药："味甘温……长肌肉。"二药相配，滋肾固精、脾肾双补。再如程有功治疗类中风善用茯苓、白术、甘草三药配伍，如案："左，肝肾阴亏，水不涵肝……乃喑痱大候，始与六君加味，再进地黄饮子。"其中茯苓为程氏在本书中使用频率最高的药物，具有健脾宁心之效。白术补益脾气。《本草汇言》云："白术……消食除痞之要药也。"甘草被《神农本草经》列为上品。《本草汇言》云："甘草……和不调之营卫。"甘草健脾益气、和中缓急。三药配伍，达到了补益脾气之效，强调了脾为先天之本、气血生化之源。

　　此外，程氏重视专药，如黑料豆、南烛子、冬瓜子、石斛等。以黑料豆为例，新安医籍中多有关于黑料豆的记载，程氏常以黑料豆为君药治疗多种病证。黑料豆一方面可补肾培元，另一方面能祛除寒邪。《本草汇言》称其"润肾燥，止盗汗"，《本草纲目拾遗》载其"壮筋骨，止盗汗，补肾活血，明目益精"。程氏认为中风的病机多为精血亏虚，因精血同源，肝血不得肾精所养，肾精不得肝血之补，以致肝肾俱虚。故在治疗中风时，程氏常以黑料豆滋补肝肾、补益精血。另有一则脾肺阴亏导致的咳血案，程氏亦以黑料豆治之。再如南烛子，江南一带在寒食节有采其枝、叶渍汁浸米的习俗，《本草纲目》载其"强筋骨，益气力，固精驻颜"。程氏临证治疗肝风病、虚损病时，常以南烛子为治，发挥其益肾固精、强筋明目的功效。

　　4. 注重服法，取法试探

　　程氏临证方药注重服法，形式灵活多样。①一病多方。程氏临证多以汤剂为主，亦有在服用汤剂时，配合使用膏、丸、药酒方，或在汤剂治疗后期，以膏方、丸剂调理。对于体虚不宜用汤剂速治者，常以膏方、丸剂固本。剂型多元化是其重要特点。如某患者因水不制火、木火犯肺而致咳嗽，程氏以汤剂、丸剂、膏方和末药方同服；在"呕吐"案中，患者停饮兼气逆，食少呕多，程氏以煎丸二法，早晚施治，仿上病治下之意。②择时用药，分早晚服。如"下消"案中，以晨服膏方和晚服膏方并进；在"不寐"案中，仿古人春夏养阳、秋冬养阴法，以晨服丸方和晚服丸方并进。③分四时服。如"痹症"案中，分别拟"冬令晨服丸方、夏令晚服丸方及冬春药酒方"为治；在"眩晕"案中，程氏根据春令、夏令、秋令不同，加减化裁。④制备有特色。如"用贡淡菜熬汤煎药""各药用布袋盛放酒坛内，用好米酒十二斤，外加桂圆肉、桑枝、胡桃肉、鹿筋、油松节、小红枣，与前药同煮一炷香，退火三日，每饮二三钟，炖服"。⑤护理上，强调未可全凭药力，重视静养作用。如强调"然药石终难全持，宜静养为愈""是宜静养，以分药石之功""仅恃草木，难冀全功，药饵调摄，宜各尽其责也"。程氏临证对于一些顽固难治或无法明确的病证，多实事求是地记载，如"败象叠见，颇难着手，勉拟一方，尚希明酌""倘前法无效，另用隔三法治之，再看如何"，并常采取试探性治疗。如某"咳血"案中，患者咳血反复，脏阴受伤，穷及于肾，真气日竭，程氏认为用药颇为棘手，投以三方，守过春分不变乃吉。又如某"郁证"案中，患者病久全持胃气，食欲不旺，程氏指出诚非善象，而冬至在迩，尚可措手，暂拟二法，临证酌用。

（六）验案举隅

案1　不寐案

右

左手细涩，关部弦而不静，右寸关虚软，二尺无力，少神。平时抑郁伤肝，去夏木火冲激，痰内带红，肝木侮脾，脾失健运，水精不能四布，腹块垒垒，气机旋转失利，肾之真气日衰。久病既已伤阴，又复操心过度，心营渐耗，阴虚及阳，阳升阴竭，阴阳脱离，肾阴日槁，肝失水涵，以致肾不藏神，肝不藏魂，寐则多梦纷纭，甚则彻夜不寐。脉症合参，确为肝脾肾三脏为病，先从肝经调治，渐次进步，始克奏功。

晨服煎方

炒归身、炒白芍、橘红、茯苓、川郁金、钩藤、春兰叶、黑山栀、夜合花、淮山药、红枣。

晚服煎方

野料豆、茯神、潼沙苑、南烛子、川贝母、柏子仁、广皮、炒枣仁、远志肉、左牡蛎、昆布片、紫石英。

晨服丸方

野料豆、茯苓、北条参、怀山药、牡蛎块、潼沙苑、南烛子、甘枸杞、夜合花、钩藤、女贞子、阿胶。

晚服丸方

炙西党、茯神、炒当归、生白芍、炒枣仁、远志肉、煅龙齿、丹参、麦冬、炙龟板、牡蛎。

〔按〕本案属虚证不寐，其病机主要责之于阴阳失调。脾失健运，气机不利，久病伤阴，肾阴不足，复因心阴亏虚，虚火上炎不能下交于肾，遂致阴虚及阳，心肾不交，神无所藏，肝不藏魂。治当固本培元，调和阴阳。程氏从肝经入手，循序渐进，投以晨服煎方、晚服煎方、晨服丸方、晚服丸方，共奏其功。同时，将针灸循行学说运用于早晚服药：脾经于上午辰时（7点至9点）循行，肾经于傍晚酉时（17点至19点）循行，故晨服疏肝健脾方，晚服补肾养心方，疗效显著。程氏临证不拘泥于某一方一法通治某类病证，而是辨明病因病机以遣方用药。本案除常用汤剂外，还配制丸方，其作用缓和持久，更适宜慢性虚损性病证。同时，分早晚服用不同药物，既效专力宏，又避免了处方杂乱之弊。

案 2　类中风案

左

脉弦涩，左寸少神，右关沉细而滑。肝肾精血大亏，肝木内风震动，加以湿痰袭络，右半手足麻木清冷，口眼㖞斜，舌本强，语言似觉謇涩。经谓左属血虚，右属气虚，左右者，阴阳之道路也。按肝主筋而藏血，肾主骨而藏精，精血两亏，斯症之所由出也。议从温补肝肾元阳，益气生精，精血一充，自无偏废之患。

大熟地、炙西党、蒸白术、法半夏、甘枸杞、陈萸肉、巴戟天、制附片、肉苁蓉、远志肉、茯神、鹿角胶。

夏令除附片，加麦冬、干霍斛。

早服丸方

大熟地、茯神、制附片、陈萸肉、石菖蒲、淡苁蓉、巴戟天、远志肉、五味子、甘枸杞、麦冬、上鹿茸。

上药研末，用干霍斛熬热水泛丸。

冬令加上安桂、紫河车。

晚服丸方

大熟地、炙北芪、祁白术、当归身、高丽参、炒枣仁、广皮、炙草、法半夏、茯神、龟板胶、鹿角胶。

冬春二季服药酒方

大熟地、陈萸肉、野白术、茯神、巴戟天、甘枸杞、远志肉、菟丝子、仙灵脾、制附片、炒当归、人参须、鹿角胶、龟板胶、桑寄生、小红枣、核桃肉、鹿筋。

［按］程氏深受新安固本培元思想的影响，在治疗中风病时，擅长运用甘温补益之品，以温补肝肾元阳、补益精血，兼以息风活络。本病例患者属肝肾亏虚、精血不足，肝风内动，湿痰袭络之中经络证，表现为右侧手足麻木清冷、口眼㖞斜、舌硬、语言謇涩等。证属本虚标实，治宜益气活血、祛风通络。程氏以大剂量滋阴养血之品为主，诸药合用，补益肝肾、调和气血、滋养筋肉，从而避免肢体偏废之患。待病情稳定后，再投以早晚方、夏令方、冬春方，益气和血以巩固疗效。

四、《杏轩医案》

（一）著者简介与成书历程

《杏轩医案》三卷，程文囿撰。程文囿，字观泉，号杏轩，歙县东溪人，生于1761年，卒年不详。其为清乾、道年间名医，时人誉之"有杏轩则活，无杏轩则殆矣"，乃新安医学代表医家之一。程文囿出身中医世家，少时习儒，工于诗文，著有诗抄两卷；二十岁始研医术，二十四岁于岩寺行医。程氏学验俱丰，著有《医述》十六卷、《杏轩医案》三卷。其弟文苑、文荃皆精医道，其子光墀、光台及弟子倪榜、许朴、许俊、汪鼎彝、汪有容、叶光熙、郑立传等相继从其学医，并参与了《杏轩医案》的编撰。本书辑录程氏临床疑难病案 192 则，分《初集》一卷、《续录》一卷、《辑录》一卷，其中多载急危重症医案。《初集》77 则，成书于清嘉庆十年（1805 年）；《续录》50 则，编成于清道光六年（1826 年）；《辑录》65 则，至清道光九年（1829 年）与初集、续录一并刊刻。

（二）存世版本与藏存状况

《杏轩医案》单行本现存 6 种版本（表 11，参考《新编中国中医古籍总目》），另可见于《珍本医书集成》和《中国医学大成》。

表 11　《杏轩医案》存世版本和馆藏地

序号	版本	馆藏地
2	清道光九年（1829 年）刻，清道光十年（1830 年）增刻本	中国国家图书馆（存医案续录） 中国科学院国家科学图书馆 中国中医科学院图书馆（存医案辑录） 中国中医科学院中国医史文献研究所（存医案辑录） 北京中医药大学图书馆 上海图书馆 安徽省图书馆 江西省图书馆
4	清光绪六年（1880 年）桓生刻本	中国中医科学院图书馆（存医案辑录） 辽宁省图书馆 上海辞书出版社图书馆 上海中医药大学图书馆 南京中医药大学图书馆 苏州市中医医院图书馆 安徽省图书馆
5	清光绪十七年（1891 年）琴溪梅氏家塾汉上刻本	中国国家图书馆 天津医学高等专科学校图书馆 河南中医药大学图书馆 上海辞书出版社图书馆（存医案辑录） 苏州市中医医院图书馆 安徽省图书馆 嘉善县图书馆 成都中医药大学图书馆

续表

序号	版本	馆藏地
6	清代刻本	中国国家图书馆（存初集）中国中医科学院图书馆（存续录） 北京大学医学部图书馆 天津中医药大学图书馆 内蒙古自治区图书馆
8	清抄本	北京市中医医院图书馆 天津中医药大学图书馆
9	抄本	中国科学院国家科学图书馆 中国人民解放军医学图书馆 辽宁省图书馆 长春中医药大学图书馆 上海图书馆 上海中医药大学图书馆 苏州市中医医院图书馆 苏州大学医学院图书馆 浙江图书馆

（三）医案风格与后世影响

此书辑录了程氏历来所治疑难病证的验案，医案未作门类划分。其一，医案翔实。每案对病证的描述多采用叙议结合的形式，描述细致，辨证精准，四诊方药皆完备无缺。对于辨证遣方的记述及医理的阐述，程氏从不吝啬笔墨，并常附有追访预后的记录，足见其著述之严谨。其二，记录真实。书中不仅收录成功案例，亦如实记载了多则误治、失治及无效案例，以警示后人，提升医术，彰显程氏对辨证诊疗的重视。此乃一般医家所忌讳，亦为《杏轩医案》难能可贵之处。据统计，该书共载此类医案 33 案，占总数的 14.6%，其中死亡 24 例，无效 7 例，自误 1 例，虽治愈但自咎学力未到者 1 例。其三，医案规范。书中记录详实，尤其在患者信息方面，大部分医案均记录了男女、姓氏、年龄等，较早期其他医案更为规范化。其四，多有引喻。程氏常深入浅出地阐释医理，如以"一星之火，能烧千仞之山，一杯之水，难救车薪之火"及"如盈炉之炭，有热无焰，试以杯水沃之，自必烟焰上腾，前治不谬，毋庸迟疑"等比喻，形象说明辨证不明、用药不当所导致的后果。其五，案末多有感慨。如"谚云：读尽王叔和，不如临证多。洵非妄语。"又如"孟子云：尽信书，则不如无书。斯言可证矣"。本书真实性与研读性俱佳。后世有《李济仁杏轩医案并按选粹》《新安医家学术思想与临床经验研究》《程杏轩经典医案赏析》等著作，对此书进行了阐发与剖析，以利后学。

（四）分科范围与主治病种

此书内容丰富，病种齐全，有内外妇儿诸科，尤以内科为多。尤其是对危急重症治验颇丰，包括脱证、大出血、伤暑昏厥、小儿惊厥等，达35例之多，为中医治疗急症提供了范例。涉及伤寒、温热病、咳喘、头痛等二十余种病证。

（五）诊疗特色与学术创新

1. 学出多源，博采众家

纵观《杏轩医案》可以感受到程氏对于经典的推崇与重视。如对有关疾病病因病机的理解，对所遇病证的分析，程氏大多立足于《内经》，凡有理可据者，多首推《内经》。如治疗"佘振如兄幼子胎痫"案中，程氏援引"帝曰：人生而有巅疾者，病名曰何？安所得之？岐伯曰：名为胎病，此得之在母腹中时，其母有所大惊，故令子发为巅疾也。"治疗暑邪扰胃，发热吐泻时，其以"《经》云：诸逆冲上，皆属于火，暴注下迫，皆属于热"为据。临证上程氏多法仲景，书中载仲景经方共24则，是医学著作中经方医案的典型代表，且活用经方，知常达变，其认为"蔑古则失之纵，泥古则失之拘"，故多有创新。如"又三郎麻闭危证"案，患者"幼时出麻，冒风隐闭，喘促烦躁，鼻扇目阖，肌肤枯涩，不啼不食"，投药不应，病情危殆，程氏以仲景麻杏甘石汤与之，一服药后皮肤润泽，麻渐发出。再服周身麻出，"神爽躁安，目开喘定"。程氏指出麻杏甘石汤药简功专，"予治麻闭危候，每用此方获效"，并提出"仲景方不独专治伤寒，并能通治杂病也"。

2. 善用温补，重视脾胃

受张景岳温补学说及李东垣脾胃学说的影响，程氏临证重视脾胃，强调顾护中气，并效法叶天士，善用甘润温补之药及血肉有情之品以补益脾肾。程氏对张景岳温补之道推崇备至，书中使用甘温培补治法的医案近半，且灵活应用景岳之方，如理阴煎、六味回阳饮、右归饮等。如"李某阴证伤寒，见纯红舌"一案，患者"阴寒脉证悉具"，唯"舌色如朱"。虽舌脉不符，程氏以脉为据，先以小剂量理中汤，后以重剂六味回阳饮治之。又如"又次郎脾肾阳虚，伏寒凝沍，重用温补而愈"一案，此案为程氏一生重用温药之典型，其感慨道："予生平治阴证，用温药，未有若斯之多，而效验亦无如此之迟也。"本案患者"形貌丰腴，偶然间陡作寒热，先请次儿光墀诊治，药投温解，其热即退。嗣后见单寒不热，肢麻凉，口吐冷涎，脐腹隐痛，便溏畏食"。程氏断为伏寒，遂以姜附六君子汤化裁，然病重药轻，后加大剂温补之药，复诊时症状依旧。程氏依王冰"益火之源，以消阴翳"之意，在孙一奎壮原汤基础上化裁，补火生土，壮肾阳以温补脾气，以为必效，然脉症未改，程氏遂增峻补真阳之品，煎丸并用，渐有转机。经两个月的诊治，终得痊愈。据程氏记载，本案中共计服用附子一斤、硫黄丸二两、干姜六两、鹿茸一具、党参三斤、高丽参十余两，其他如肉桂、吴茱萸、川椒等，不可胜数。

3. 辨证不明，取法试探

程氏临证常采取试探性诊疗，或针对病机先以少量用药，或停药后再观察病情发展。他认为"未得其证，切忌投药"，在治疗过程中逐步明确疾病诊断。首先，病情复杂，病轻药重或药轻病重的情况难以避免。例如，在治疗"郑媪便闭"案时，因患者"年高病久，正气亏虚，下后恐其脱耳"，但患者胀闷难耐，程氏遂于补中益气汤中重加制大黄三钱，寓攻于补之意，饮后症状减轻，仍以前方为主，大黄减半，再剂而愈。又如，在治疗"胡某乃媳感证"案时，患者夏日患感，脉弦数搏指，壮热谵狂，舌黑便秘，腹痛拒按，程氏以一碗冷水试之，患者饮后心胸顿觉舒畅，程氏断为极重感证，后投以重剂大承气汤等，用药数斤，冷水十余碗，热退病除。其次，当患者出现脉症不符、证症不符时，程氏亦常以小剂量试探。例如，在治疗"许妪伤寒，疑难证治"案中，患者面红，烦躁不已，但脉细涩，脉症不符，问其汗，病起至今未出，程氏疑为阳证阴脉，先以一剂令服，诸症渐减，全方付之，并告之此乃仲景大青龙汤证。再如"汪氏妇热病，喜饮沸汤"案中，患者壮热不退，目赤唇干，舌黑起刺，便闭溲赤，脉弦数有力等一派热象，然反嗜饮沸汤，程氏于寒热未决之际，先以小白汤试探，症状仿佛，知其药不胜病，此时病证已明，遂投以大剂量白虎汤，重用石膏四两，加减化裁，十四天后热退神清。

4. 详审虚实，知常达变

程氏临证遵循治病求本之旨，尤其在治疗急危重症时，更注重详审疾病的标本缓急。全书收录急危重症医案一百余例，占总数一半以上。例如，在"汪心涤兄夫人半产血晕危证"案中，患者因小产导致血崩，病情危笃。程氏认为非参、附莫救，虽众人以古训"用参恐阻恶露"劝阻，他仍力排众议，急投参附汤回阳救逆，最终挽救了患者性命。又如"汪靖臣兄乃郎冒暑泻甚欲脱，亟挽元气一法"案，患儿素体虚弱，加之暑邪侵袭，发热便泻。前医只知邪实，不知正虚，误用清散消导之品，导致中焦脾胃更虚；后医虽用六君子汤，亦难奏效。程氏指出，患者病势已危，岂是平补之方所能胜任？遂力主独参汤急固其气，救气扶脱，效果显著。此外，程氏临证强调，疾病治疗不能全赖药物。如"吴春麓仪曹不寐眩晕"案中，患者旧患眩晕怔忡，不寐遗泄，属心肾两亏，水火失济，曾服煎丸十余年。程氏诊其脉候平和，精神矍铄，告知："此亦颐养之功，非全关草木之力也。"又如"又少君水火失济之证"案中，患者昔肥今瘦，虚里跳动，虚象明显。程氏告诫："不知持满御神，日啖草木无益。积精自刚，积气自卫，积神自旺。"此外，程氏还注重考虑人体体质差异。在"嗽久伤阴，食疗妙方建殊功"案中，他指出患者"童质向亏，嗽久阴伤"，津液内耗，精血不足，遂投以谷果猪肉之品补益精气，通过食养使其痊愈。

（六）验案举隅

案1　真热假寒之大头疫案

荔翁尊堂，年届六旬，初发寒热，疏散不解，越日头颅红肿，渐及面目颐颊，舌焦口渴，发热脉数。予视之曰："此大头时疫证也。东垣普济消毒饮最妙。"翁云："家慈向患肠风，体质素弱，苦寒之剂，恐难胜耳。"予曰："有病当之不害，若恐药峻，方内不用黄连亦可。"市药煎熟，仅饮一杯，旋复吐出，患者自觉喉冷，吸气如冰，以袖掩口始快。众见其拒药喉冷，疑药有误，促予复诊，商欲更方。细审脉证，复告翁曰："此正丹溪所谓病人自觉冷者，非真冷也，因热郁于内，而外反见寒象耳。其饮药旋吐者，此诸逆冲上，皆属于火也。如盈炉之炭，有热无焰，试以杯水沃之，自必烟焰上腾。前治不谬，毋庸迟疑。"令将前药饮毕，喉冷渐除，随服复煎，干渴更甚，头肿舌焦如前。荔翁着急，无所适从。予曰："无他，病重药轻耳。再加黄连，多服自效。"如言服至匝旬，热退肿消，诸恙尽释。可见寒热真假之间，最易惑人。若非细心审察，能不为所误耶。

[按] 本案是一则程杏轩治疗真热假寒的典型医案。患者年逾六旬，正气不足，且"向患肠风，体质素弱"，风热时毒外袭，伤及卫气，故见初发寒热；正不胜邪，毒邪继而深入气分，热毒蒸迫肺胃，故见舌焦口渴、发热脉数；因风邪易袭阳位、热邪具炎上之性，邪毒上攻于头面，壅结于经络，故见头颅红肿、渐及面目颐颊。纵观全案，为邪毒入里之里热炽盛证。

程氏初诊时，担心普济消毒饮过于苦寒，遂在原方基础上减黄连一味用之，然患者"仅饮一杯，旋复吐出""自觉喉冷，吸气如冰"。当众人怀疑用药有误时，程氏力排众议，细审脉症，指出"此正丹溪所谓病人自觉冷者，非真冷也，因热郁于内，而外反见寒象耳。其饮药旋吐者，此诸逆冲上，皆属于火也"。纵观本案，寒热真假，虚虚实实，病情复杂，若非程氏之辈，识其本质，后果将不堪设想。

李济仁在评述此案时指出，对于"真热假寒"之证治，若因病势嚣张而致服药格拒，可采用《素问·五常政大论》中"治热以寒，温而行之"的反佐法。本案之所以未用此法，可能是由于初治时未见患者有"寒象"，直至服药时，才出现"喉冷""吸气如冰"之症。程氏对此解释道："如水沃盈炉之炭，烟焰上腾耳。"随后，"令将前药饮毕，喉冷渐除"，未见格拒；此正是医者辨证准确，良药对症之故。

案 2　曹某忍精淋痛案

淋痛一证，今人多用八正、分清等方，然有效有不效者。盖阴茎有精、溺二窍，若因湿热阻闭膀胱，病在溺窍，则前药投之是矣。倘因房劳忍精，病在精窍，乃有形败浊，阻于隧道，徒进清利无益。此证叶香岩论之甚详。言古有虎杖散，近世不识此药。治用杜牛膝根绞汁一盏，冲入麝香少许，隔汤炖服，并宗朱南阳方法，用两头尖、川楝子、韭白、归尾等味。曹某患此证，予仿前法治愈。后治数人俱验，因并识之。

［按］淋证是指以小便频数短涩、淋沥涩痛、小腹拘急引痛为主症的病证。程氏在《医述·卷九·杂证汇参》中记载："淋病有五：一曰劳淋，二曰血淋，三曰热淋，四曰气淋，五曰石淋。五淋之外，又有膏淋、砂淋、冷淋，合为八也。"虎杖散是治疗淋证的中医古方，最早见于许叔微的《本事方》，用于治疗小便淋浊、会阴及阴茎疼痛不可忍等症。叶天士曾言古有虎杖散可治此病，因其能化瘀通淋，并在《临证指南医案》中记载了本方医案。《备急千金要方》中有虎杖煎，用于治疗腹内积聚，可见其化瘀之功；《姚僧坦集验方》以虎杖治五淋，足证其通淋之效。然而近世不识此药，程氏力排众议，投以杜牛膝汁通血中败浊，加麝香入络通血，并参入朱南阳之法，亦是叶氏之见也。纵观程氏医案，程氏善用先贤叶天士之法于临床，颇有效验。

（七）创方举隅

程氏在临证中多有创方，摘取部分举隅如下，见表12。

表 12　《杏轩医案》中的创方

创方名称	药物组成	主治
十全大补汤加味	当归、川芎、白芍、熟地黄、人参、白术、茯苓、炙甘草、黄芪、肉桂、枸杞子、杜仲、鹿角胶	痹症
六君子汤加味	人参、白术、茯苓、炙甘草、陈皮、半夏、干姜、桂枝	脾阳不足

续表

创方名称	药物组成	主治
左归饮合生脉散	熟地黄、山药、枸杞子、炙甘草、茯苓、山茱萸、人参、麦冬、五味子	咳脱音哑
大营煎加味	当归、熟地黄、枸杞子、炙甘草、杜仲、牛膝、附子、党参、紫河车、鹿角胶	干脚气

五、《婺源余先生医案》

（一）著者简介与成书历程

《婺源余先生医案》一卷，为余国佩所撰。余国佩，字振行，号春山，据考证为清代嘉庆、道光年间婺源沱川（今江西婺源）人。光绪八年《婺源县志》卷三十五《人物·义行》记载，余国佩为人温恭沉静，中年弃儒从医，体悟《参同契》而得医家三昧，名震一时。其著作包括《痘疹辨证》二卷、《燥湿论》一卷、《医案类编》四卷、《吴余合参》四卷、《金石医原》四卷。现仅存《痘疹辨证》《医理》《婺源余先生医案》三种。据《泰州志·流寓·余鉴传》记载："因避兵祸徙居泰州姜埝，精于医术。其子余鉴，同治戊辰进士。"由此可知，余氏生活在清代晚期，是当时新安地区颇具声望的名医。

（二）存世版本与藏存状况

本书为清咸丰元年辛亥（1851年）刘祉纯抄本，现藏于安徽中医药大学图书馆。1995年由安徽科学技术出版社出版。2005年，中医古籍出版社据清咸丰元年刘祉纯抄本影印，收入《中医古籍孤本大全》，并参考《新编中国中医古籍总目》。

（三）医案风格与后世影响

本书的编写体例独具特色，不同于一般医案，既有案例，又有理论和方法。每案脉症详备，说理透彻，用药精细。余氏在自序中写道："择近年共见共闻，某姓某名，凿凿可凭者，各存一二以为式。而案中多燥证之条，此又是补前人未发之法。"由此可见本书的学术价值。

（四）分科范围与主治病种

本书收录内、外、妇、儿、杂症等各科医案 75 则，所载医案多从燥、湿论治，体现了余氏学术的一大特色。其中，论"燥"尤为详尽，且多有创见。

（五）诊疗特色与学术创新

余国佩当时寓居于湿邪为病盛行的江苏省泰县姜垱（今泰州市姜堰区）行医，正值"大运转于燥火""燥火之病"流行之际。余氏指出："大运已转燥火之时，百病均宜防其化燥。"由此，他深入思考燥湿二气的病因辨证，独辟蹊径地提出了一套以"燥湿为纲"的理法方药思想，并将其贯穿于疾病诊疗的全过程。

1. 审察疾病，以燥湿为纲

余氏临证以燥湿为纲，对其症状、病因病机、致病特点、治法及遣方用药均有独到见解。在病因病机方面，余氏主张六气之中独重燥湿，认为"虽有六气之名，实则皆为燥湿二气所化"，并指出"凡痛极不可揉按者，皆属燥病"。例如，在"金妇燥邪颈肿"案中，余氏强调"此亦由内伤燥证之变端，故燥与湿二者，不但外感固多，即内伤亦正不少，人所不觉"。其在《医理》一书中对此有全面阐述，如"燥湿之气，可寒可热，医者若能因燥湿之偏分其寒热之变，一任病情万状，总以燥湿为把柄，治之自无贻误"。余氏进一步指出，不仅外感如此，内伤亦然，"血虚生内燥，气虚生内湿，内燥则外燥凑之，内湿则外湿凑之，燥、湿二气互相为病，实不啻同气相求"。在"高妇吐血二则"案中，余氏强调医家必当审视外感、内伤，唯以燥湿两端为要，故以燥湿两治，归脾汤化裁主之。又如"俞式庄尊阃"案中，余氏针对患者伏暑之症，中途更治后终致燥渗耗液，变端即起，进行了精辟透彻的病机分析和辨治，提出伏暑治疗应注意救阴，此为新安医家治疗该病的特色，亦为后世辨治伏暑提供了重要依据。在诊病方面，余氏于望诊中判断津伤程度时，除观察舌的润燥外，尤重唇部与皮肤的润泽；在闻诊方面，余氏发明了"以燥湿二病合平仄"的闻诊理论。余氏尤其重视脉诊，以刚、柔二脉为大要，以浮、沉、缓、数、大、小六种脉象察病之表、里、虚、实、进、退等具体病情，并以神、气二者审其盛衰生死。

2. 法无定则，以变通为要

《素问·异法方宜论》言"一病而治各不同"，故在治疗上更应"得病之情，知治之大体"。余氏在书中多次强调"医贵变通"，并在自序中指出："古人立医案者，以详临证用药之变通，大抵证有初、中、末之不同，用药制方，则宜随时应变。"在"俞式庄尊阃"案中，余氏进行了详细论述与治疗，最终强调："消息乘除四字，医家必定随时体究，攻补固当权变，至投燥湿，尤要圆通，初中末三法，活泼酌用为要。"如"俞式庄霍乱多湿"案中，患者暑病多湿，口感欲饮热汤，故从湿治，一剂则愈。愈后若津液亏损，则生津养液。余氏感慨："霍乱之症，迩来极多，医不得法，伤生最速，尤当留心体认，不外燥湿二气之化，治法或先或后，随时制宜，以应变可也。"又如"俞六岁小儿伏暑寒热日作"案中，患者伏暑晚发多有化燥，清泻之剂不效，以肉汤、猪肚肺汤、鸭汤等佐介类浓汁投之，甚至再用蚌水、梨汁、蔗浆间进，化汗生津，热退而愈。余氏再次指出："非草木可以有功，必用血肉有情甘肥有汁之品，方有所泻。不可拘泥外邪未清，忌用荤腥，即所谓医贵圆通也。"再如"汪氏腹痛吐酸"案中，患者大吐酸水，腹痛恶寒，前医误作寒邪而治，病情甚笃。余氏指出，医家认为《内经》云诸痛属寒，往往误事者多，临证需师古而不泥古，余氏以清燥为治，一服而安。

3. 证辨燥湿，用药参考岁运

在具体治疗病证方面，余氏认为"医家若能体认燥湿之病，投剂开阖适宜，则无往不利"。他善于辨别药体的润燥，并据此发明了开阖润燥药性理论，将药物的四气、五味、升降浮沉分别以开阖论之，同时指出药体的润燥与药性的润燥密切相关。例如，药体润泽者多善治燥症，如瓜蒌、薤白、石膏、芦根、生地黄之类，其中清润之沙参在书中出现 120 余次。在"钱某单腹胀"案中，余氏指出薤白辛滑利肠化燥，既是治疗痢证的要药，又是利气的妙品；在"江妇痉厥脘痛"案中，余氏认为，大病之余或产后虚风发厥不省，常使用梨汁、蔗浆、蚌水、生地黄、朱麦冬、北沙参、玉竹、龟甲、鳖甲之类。而药体燥者多善治湿证，如苍术、陈皮、厚朴、藿香之类。具体处方用药时，多以甘润治燥，以苦辛治湿。如"周某燥症"案中，余氏明确指出，外感燥湿二气，或兼寒、兼热，治法上燥邪治以润，湿邪治以燥，兼寒者温之，兼热者清之；在"刘某暑热化燥衄血"案中，患者热渴未清，余湿陷于下部，因误进温散，导致血复大衄。余氏指出，燥邪宜清润而解，下注之湿宜淡渗，燥病湿病夹杂之症，最宜条分缕析，方不致误。此外，余氏强调用药时应依据岁运的变化来调整药性和药味，湿气重的年份，药味多变平淡，临证用药时方知其变。如余氏《医理·药味随运变更论》所云，"木通，《本草》称味甘淡，今则苦胜黄连"，故凡用木通治疗湿证，均以姜汁炒，以制其苦燥。

4. 剂型灵活，临证多有创见

余氏临证针对不同病证和治疗，采用的剂型十分灵活，包括内服、外治、针刺、刮痧、吹药、取蚌水法等独特疗法，且往往数法并用，以最大程度保证药物的疗效。这些方法简便有效，丰富了临床治疗手段。例如多法并用，"曹妇暑热痧症"案中，患者因暑邪深伏体内，出现手足麻木，严重时甚至人事不省、口噤失语。余氏针对此症，先针刺十指和两腿弯处青络出血，以泄暑邪热毒；继刮背后太阳经络，以疏通经络气机；随后吹入仓公散，使患者即刻苏醒；最后运用养营清暑方剂调理。整个过程体现了余氏针药结合、多法并用的治疗特色。又如内外同治，"胡太史佛生尊堂"案中，余氏以膏方令服，外用猪脊髓同松香捶膏，掺以龟甲末，以收全效。再如善用膏剂、丸散剂，"程妇痛经兼痢"案中，余氏诊其脉，以膏子药治疗营虚湿热，服之获效。后燥邪新除，而素有的湿热继发，仍以膏子药续服，痛泻均止。余氏指出，炼蜜收膏，膏方亦有燥湿两治之意，痛经之候均可从此法而治。湿病宜用丸散剂调理，又是化湿成燥之意。所以说，医家不但要善于知病用药，更要善于用意，所谓医者，意也。

（六）验案举隅

案 1　痹痛案

吕女　身痛发热，前医以寒湿成痹法治，羌活、桂枝等一派辛温发散，遂致痛剧不能辗转，右手臂肿，痿软不能举，诊脉数大，左目微赤，口干不寐不食，知其燥热伤金，清肃失司，一身机关全壅，膀胱湿郁不化，小便短赤，今春时症极多，大都如此。更有泄泻者，或咳嗽呕恶，先必一身倦怠，由渐而深，先有汗不解，次渐无汗，甚至经日不能得汗，均由去冬久干多雪，燥为寒郁，故一时难以化热，其病势缓，至春令温遏难升，两相隔拒，上下不和，治最不易。此症已经化热，可用清解。

南沙参、苡仁、滑石、蒌皮、薤白、知母、姜木通、芥末、芦根、梨汁。

［按］此例患者身痛发热，诸医皆以常法论治，认为"风寒湿合而为痹"，遂投以辛温发散之品，然药不对证，致患者诸症加重。余氏诊之，见"脉数大，左目微赤，口干不寐不食"等一派热盛伤津之象。余氏指出，本案痹症乃燥热伤金、清肃失司所致，当从肺论治。火为寒湿所郁，温散之品反致周身疼痛加剧；肺失宣降，肺气郁闭，全身气机不畅，故咳嗽呕恶，周身疼痛；又肺主皮毛，与大肠相表里，膀胱湿郁不化，故见小便短赤、泄泻。余氏遂投以大量清热养阴之品，其中南沙参、知母清热益胃养阴，瓜蒌皮、薤白、芥末行气导滞，利气通络；薏苡仁、滑石、木通清热利湿，仿"在里之湿宜利下之，从小便去"之意。余氏临证常用芦根、梨汁，芦根色白空心，入肺清热止咳定喘；其味甘，鲜者多液，入胃滋阴生津。梨汁清燥润肺、止咳化痰。诸药相合，共奏清热养阴、润肺降火之功。

案 2　产后痢案

陆妇　产后固已阴虚，燥邪方炽，不得不先解邪，然非必佐以扶正。

北沙参、生石膏、小生地、细辛、阿胶、薤白、知母、枯梗、白当归、猪肤、白蜜、芦根。

古法产后忌用寒凉，甚至白芍俱不可投，故有俗语云"产后痢，没药医"。盖因产后之痢，不敢进寒凉，惟用温燥，故多败事。然有病者又当随时酌宜。此症二服痛减痢微，脉数而软，溺少头眩，客邪已退，阴液未回，纯以育阴清燥为治矣。

北沙参、玉竹、当归、知母、薤白、梨肉、熟地、麦冬、龟板、阿胶滑

（石炒）、猪肤、白蜜。

　　[按] 对于胎产，传统观点认为胎前宜凉，产后宜温。然而，余氏强调妇科病应随症变通，灵活施治。古人所谓"妇人产后忌用寒凉，甚至白芍俱不可投"之说，实有偏颇，常导致治疗产后痢疾时滥用温燥之品而误事。本案患者，余氏认为乃产后阴虚、燥邪内郁所致，故投以沙参、石膏、生地黄等育阴清燥之品，这正体现了其"燥湿为纲"的学术思想。余氏在《医理·调经宝生论》中指出，胎前产后诸症，治总以"燥湿"二字分治，可尽得其要。产后用当归、丹参补血，佐以川芎、桃仁导余痰；血虚甚者，佐以生地黄；若见头眩、多汗、心空、气短，则加酸枣仁、北沙参、玉竹、龟甲、熟地黄之类；若有寒热身痛，亦为血虚不能荣养百骸所致，切勿作外感治，宜以养营为要。

　　（七）创方举隅

　　余国佩在临证辨证中始终以燥、湿二字为纲，并以此创制了治燥、治湿诸方，见表13。

表 13　《婺源余先生医案》中的创方

创方名称	药物组成	主治
清金解燥汤	北沙参、石膏、知母、瓜蒌皮、细辛，薤白、杏仁、桔梗、芦根	燥邪为患、腹痛下痢、烦渴不食等证
甘雨汤	生地黄五钱、龟甲四钱、条参六钱、鳖甲四钱、麦冬三钱、知母三钱、枸杞子三钱、麦穗三钱、梨汁、蔗浆	阴亏肺燥证
安本解燥汤	南沙参五钱、生地黄四钱、生石膏甘草水蒸四钱、牛蒡子三钱、瓜蒌皮三钱、薤白三钱、细辛三分、白芥子八分、知母三钱、芦根一两、梨汁一杯、杏仁七钱	烂喉痧、痘疹等属燥邪为患者
育阴保肺汤	北沙参五钱、生地黄四钱、玉竹三钱、麦冬三钱、玄参三钱、生鳖甲四钱、川贝母五钱、生芥子(研)一钱、蔗浆、梨汁、芦根	烂喉痧等体虚阴亏热渴不退者

续表

创方名称	药物组成	主治
吹药方	六一散（人乳拌，晒干）三钱、硼砂二钱、玄明粉五钱、辰砂五钱、细辛二分、冰片一分	烂喉痧、口疳等
甘露饮	北沙参、杏仁、瓜蒌皮、薤白、桂枝、猪苓、木通、知母、滑石、芦根、梨汁	膀胱经腑不通证
沛然复生汤	生地黄七钱、玉竹四钱、黄芪二钱、山药三钱、僵蚕五分、甘草五分、北沙参六钱、麦冬三钱、当归二钱、山楂七粒、白芷五分、蔗浆、梨汁、芦根、粳米	痘

六、《红树山庄医案》

（一）著者简介与成书历程

《红树山庄医案》共十二卷，由叶昶所撰。叶昶，字馨谷，名昶，号涪兰，清道光、咸丰年间歙县东乡梓坑人。幼时饱读诗书，因体弱多病，遂遵父命随程有功学医十年，业成后在休宁县城行医，尤擅治疗温热病与杂病，疗效显著，遂定居休宁。咸丰年间，安徽、江西伤寒与霍乱流行，叶氏出资在歙县郡城及黟县设立医局，自制成药，奔走于皖、赣一带，送诊施药，救治众多患者。皖、赣、浙、闽各省慕名求治者，对其医术深信不疑，求诊者络绎不绝。晚年，叶氏将其三十年行医经验整理成册，并于清咸丰十一年（1861年）撰成此书。

叶氏子孙多承其业。长子叶熙钧，字韵笙，精于医术，尤擅篆刻，著有《东山别墅医案》；其孙叶世官继其业，亦有名望；四子叶熙铎，字卓民，著有《种蕉山房医案》《观颐居医案辑录》；曾孙孟辄著有《两梅庵医案》。

（二）存世版本与藏存状况

本书现存抄本为孤本，系清代赵咏清抄本，藏于中山大学图书馆与安徽省博物院。《新编中国中医古籍总目》记载中山大学图书馆藏有此书，但未提及安徽省博物院亦藏此本。安徽省博物院所藏《红树山庄医案》为清代赵咏清抄本，共十册，封面有"海阳赵咏清谨录"字样，无版框，正文半页8行，行大字22～24字，小字双行字数不等。书中有红墨批注，文中有各种符号的圈点。经检索中国国家版本图书馆，截至目前，学界仅对新安医学孤本珍本医籍《红树山庄医案》的成书历程与著者信息进行了梳理总结，尚未有系统整理出版研究。鉴于本书的重要历史影响、突出学术价值及当前存世状况，笔者选取安徽省博物院所藏未整理的新安医学孤本珍本医籍《红树山庄医案》进行系统考证。

（三）医案风格与后世影响

本书所辑医案病种全面，尤以危急重症治验见长。医案内容或辨证明晰，言简意赅，或记录详实，说理透彻。部分医案后附有评论，并加以阐释发明，颇为精审，具有重要的学术价值与实践应用价值。书中第一册至第五册及第十册为叶氏临证经验汇集，其中第一册收录119则医案，第二册收录162则医案，第三册收录122则医案，第四册收录140则医案，第五册收录151则医案，第十册收录176则医案。第六册至第九册则抄录了《回春录》《王氏医案绎注》《重订广温热论》等书的部分医案内容。

（四）分科范围与主治病种

《红树山庄医案》共收录医案约870则，记载病证250余种。病案丰富，所治疾病涵盖内外妇儿诸科，涉及病种十分广泛。

（五）诊疗特色与学术创新

1. 遵《黄帝内经》，融诸家之言附以己见

叶氏行医注重经典，深究医理，尤其遵循《内经》之旨，将其中"心为君主之官，神明出焉""肝为将军之官，谋虑出焉""五脏六腑皆令人咳，非独肺也"等理论与临床融会贯通。此外，书中第六册至第九册大量辑录《回春录》《王氏医案绎注》《重订广温热论》等医案内容，足见其重视程度。然而，叶氏并非漫无边际地抄录，而是精选其中医案医论的精髓，并附以己见，这反映出他在临证时对各家学说进行深入研究与领会后，执简驭繁的治学态度。以书中第一册为例，一例中风患者脉象左寸少神，左关沉细而滑，叶氏

认为此症多因肝肾精血大亏，肝木内风震动，加之湿痰内扰，故出现手足麻木、口目㖞斜、舌本强语等症状。他依据《内经》"左血右气"及"左右者阴阳之道路也"的理论，采用温补肝肾、益气生精之法治疗。又如书中第二册"贵礼操劳思虑案"，叶氏细诊其脉，指出病家因操劳耗及心阴，思虑伤及脾土，脾为肺之母，脾虚必及于肺，肾为金之子，肺弱必及于肾，故从虚实入手。他遵循张景岳"善补阳者，必于阴中求阳，则阳得阴助，而生化无穷；善补阴者，必于阳中求阴，则阴得阳升，而泉源不竭"之旨，投以人参、熟地黄、当归、白术等气血阴阳双补之品，并援引《素问·生气通天论》"阴平阳秘，精神乃治"及《入药镜》（《金丹真诀》）中"水火交，永不老"之语以启示后人。再如书中第一册产后"肝失濡养案"，叶氏遵循《素问·至真要大论》"诸风掉眩，皆属于肝"之旨，认为肝为风脏，具有舒展、升发之性，喜条达而恶抑郁，《素问·脏气法时论》亦云"肝苦急，急食甘以缓之"，故清泄肝火，存护阴液，平息肝风。他投以细生地黄滋阴凉血，滋水涵木，潼沙苑子、黑料豆、怀牛膝益肾固精、祛风解毒，并酌加生白芍、麦冬、干霍斛等品柔肝止痛、养阴生津。经服上方滋补肝肾、柔肝缓急之剂，肝气条达、气血调畅。

2. 倡简明，善叙症说理执繁就简

叶氏脉案的文字篇幅从寥寥数语到几十字不等，偶有详述之处，但大多短小精练，叙述病证、阐明医理皆清晰明了。其"执繁就简"的指导思想贯穿始终，形成了该书鲜明的阐释特色与风格。书中论述常以简驭繁，如第一册载"男，中风不语，厥阴肝木为病"；第二册记"男，脾阳虚弱，大便溏泄，气不摄固，补火生土法"；第三册述"男，肺胃蕴热，牙宣口糜，气秽，从清上焦法"。寥寥数语便将病因、病机及临床主症阐述得清清楚楚。临证施治亦简明扼要，切中病机。共辨痿证病机为"阴阳二气不和"；呃逆病机为"胃气上逆而为呃"；龟胸鹤背病机为"先后二天不足"；杨梅疮病机为"肝肾两经，受于热毒"等。施治方面，其认为肝风夹痰"痰厥之候，治宜息风豁痰法"，牙宣"肺胃蕴热，牙宣口糜，气秽，从清上焦法"；其从肝论治不寐，认为"肝阳扰乱，微有不寐，脉弦而急，仿温胆汤出入"；对于老年耳目常见病证

论治，其总结为"花甲高年，耳聋目花，肝肾精血不足，从温益之"；对于鼻渊论治，其总结为"肝肺伏热，滋清降之"等。

3. 法精当，治危急重症每多效验

《红树山庄医案》所载医案辨证严谨，治法精当，尤其对于危急重症，叶氏临证详审内外虚实，治多奇验。如治一肿腮患者，"风温上受，头面浮肿，急赤流水"，仿普济消毒饮加减，四剂病除；又如治一疳疬患者，"淫邪逗留，脾肺为患，疳疬反复，足部浮肿，溃而流水，咳痰呕恶，胸肋作疼"，辨为脾气不能运化，肺气不能四布，方选二陈汤加减，扶土胜湿，即刻收功。书中第十册载一患者误治转重治验，患者湿温初起，湿热内蕴，大便下血，病情危重。叶氏指出，湿温证初起，湿邪与热邪相合而病，故宜用清热救阴之法，病家误用他医温补之方，导致病情加剧。因病情危重，患者再三请求叶氏诊治，叶氏仍以湿温化热为治，患者服此药后，邪热下注，泄泻后终转危为安。叶氏大声疾呼："庸医误人可胜慨哉！"当为后学警醒。另书中第五册记录了一则戒鸦片烟的医案，关于"戒洋烟"的用法，是在清末鸦片烟流行的特殊背景下产生的。这段记载具有极强的时代性，亦从侧面反映出清末的社会情况，是极具特色的关于防治鸦片成瘾的用药记载。

4. 重服法，审内外虚实治法灵活

叶氏善用单方验方，如搽牙方、没药方等。其临证治法灵活多样，常数法并用，除内外合治外，吹喉、漱口、擦牙等独特疗法亦适时应用。如"用没石子煎水漱口""草决明、蒲黄时含漱口"，以及多种方药"研极细末，磁瓶装贮，勿令泄气，用时吹至患处"，以治疗"肺胃气火上升，喉痛大便不解，呛咳失红"等症。叶氏临证尤重药物炮制，书中对许多药物有明确炮制要求，如米炒西党参、朱砂拌麦冬、盐水炒荔枝核、砂仁陈皮合煮大熟地黄、蛤粉炒拌鹿角胶，以及"竹沥姜汁泛丸，磷砂为衣""红枣、龙眼肉煎水泛丸""药熬出原汁，去渣再收川贝"等。整理与挖掘此类内容，对疾病治疗与养生防病颇具启发。

同时，正确合理服药对提高药效至关重要，叶氏对此亦极为重视，案中

记载了多种服药方法。如叶氏依据古法"春夏养阳，秋冬养阴"之原则，组方时选用熟地黄、人参、龟甲胶等益气补血之药，并根据季节特点化裁：春季肝木当令，加炒白芍；夏季火土当令，加怀山药；秋季肺金当令，添麦冬、五味子；冬季肾水当令，增甘枸杞子。在治疗一位因肝肾亏虚、湿痰内阻而致偏中的患者时，叶氏除开具针对主症之方外，还实施了"早服丸方""晚服丸方"，以及"药汤方冬春服"等顺应时节变化的疗法。

（六）验案举隅

案 1　湿温蕴蓄三焦案

男　治病不分寒热虚实，非其治也。病经十二朝，耳聋发热，神昏，脉来乍数乍伏，已显湿温蕴蓄三焦之象。时有以寒热腻补谋进者，视人命如草芥，殊属可恨。鄙见仍以湿温化热为治，保过十四朝，邪不内陷，方有转机。大生地、赤芍、连翘、炒山栀、丹皮、净银花、石菖蒲、西洋参、人中黄、青蒿、竹茹，稻露煎药。

［按］本案中，患者发病已十二日，出现耳聋、发热、神志昏迷、心神外越等症状，脉象表现为忽数忽伏，此乃湿温蕴积于三焦之征象。奈何前医见识短浅，妄投温补，致热邪愈盛，阴液耗竭殆尽。叶氏强调"治病不分寒热虚实，非其治也"。其认为本案湿邪蕴久，已从热化，显湿温蕴蓄三焦之象，而湿热之邪缠绵难去，不可轻投温补，亦不可峻下猛攻，故应以养阴救液为第一要务，清热解毒佐之。遂投以大剂量的生地黄、赤芍、牡丹皮等甘寒之品。一派甘寒之药，既能清热泻火，又可养阴生津，实为治温良法也。

案中以稻露煎药，取其养胃阴、润肺燥之效。叶氏对于煎药用水的重视由此可见一斑。

案 2　分治气郁梅核案

男　阴虚阳升，心肾不交，气火上逆，喉间梅核阻塞，气机不利，延久，正气更伤。清凉苦寒之剂过当，阅江间棠道兄用通阳益气极属至当，惟素有失红遗泄等症。管见拟早晚分治。早服，通阳益气以治上，晚服，滋水潜阳以治下，庶无偏胜。高丽参、野白术、炙北芪、制附片、麦冬、五味子。晚滋水潜阳，大熟地、怀山药、茯神、炒川柏、炙知母、左牡蛎、生龟板、怀牛膝、丹皮、上安桂、黑铅。

［按］本案患者因心肾不交，阴不涵阳，虚火上炎，导致喉间梅核阻塞，气机不畅，属心肾阴虚证。王冰有言："壮水之主，以制阳光；益火之源，以消阴翳。"叶氏以通阳益气为法，采用邪正并治、早晚分治的特色疗法。早祛邪、晚补虚，心肾同治；早补气、晚滋阴，阴阳双补；早调气、晚降火，气火同调。具体而言，晨间投以补气之品，借阳气升发之势，事半功倍，故早服参、术、芪、附等益气通阳以固本。夜间人体阳气内藏，投以祛火之品，降火更效，故以熟地黄、山药、茯神、龟甲滋养心肾，川黄柏、牡丹皮、知母、牛膝等滋阴降火。如此适时变法，依证变方，必获良效。《本草蒙筌·总论》云："昼服之，则从热之属而升；夜服之，则从寒之属而降。至于晴日则从热，阴雨则从寒。所从求类，变化犹不一也。"叶氏临证常据不同季节、气候施治，体现其顺天地阴阳之势、人体气血阴阳之变而治的思想。

七、《管见医案》

（一）著者简介与成书历程

《管见医案》一卷。陈鸿猷撰。陈鸿猷，字长谷，祁门桃源人，生卒年不详。陈氏为当时名医，著有《管见医案》《医学引略》。其子陈邦良继承父业。

（二）存世版本与藏存状况

据《新编中国中医古籍总目》记载，《管见医案》为中医古籍中的罕见版本，其唯一存世版本为清同治十二年癸酉（1873 年）祁西陈氏刻本，现藏于安徽省图书馆。目前仅《新安医籍丛刊》对其进行了收录，尚未有系统性的梳理与总结。

（三）医案风格与后世影响

本书医案脉症详备，方药完备，多数案例附有按语。按语内容或为对病情的认识与理论分析，或为治疗过程中与病家及他医交流的解释，常援引《内经》《伤寒论》《景岳全书》等经典作为判断与遣方用药的依据。本书既有医案方剂，又兼具继承与创新，对固本培元学说的发展作出了拓展性贡献。

（四）分科范围与主治病种

本书为陈氏晚年辑录其生平治验整理而成，包括 59 则医案，内容涉及内外妇儿诸科危重急症。

（五）诊疗特色与学术创新

1. 宗景岳，融汇各家之学

陈氏为医重视经典，深明医理。《管见医案·自序》曰："方脉科中，轩岐、越人、仲景诸神圣书而外，又推大家、名家诸医书。其书皆先由文理贯彻，而于三才庶物，阴阳寒暑，穷通苦乐，又体会明通。"同时陈氏基于中医理论体系和临证经验，在继承中进行创新，主张知常达变，不泥于古方。《管见医案·医书传道说》言："医道之书皆示活法，不着呆相，呆相视之皆庸流，活法视之则传道矣。"

陈氏尤其推崇张景岳之说，立论取法在前贤的基础上，全面理解阴阳水火的功能，提出"人身阴阳水火说"。陈氏认为，宇宙如同一个大天地，而人的身体则是一个小天地，并进一步深入探讨了阴阳相互依存、互为根本的道理。陈氏提出：天为阳，天一生水。天位乎上，则所生之水自位乎上，水为阴，生于天之阳，则阳为阴之根。临证辨脉同样以阴阳为指导，如"人之四肢右强于左，诊则沉候是其应，有尺脉为有根，沉按不绝为有根，否则为无根不吉"。陈氏提出"阴阳水火一体"观，认为"水在上，火在下，则成既济之卦而升生；火在上，水在下，则成未济之卦而降死矣"，强调人体阴阳的升降有序，所谓"无病之人在上之火能降于下，在下之水能升于上"。

2. 重诊脉，辨证四诊合参

新安医家于脉法研究颇深，陈氏亦在其中。陈氏临证时按脉审症，因症施治，其在《管见医案·医书传道说》中详细论述了脉诊的重要性："夫经无权不用，权无经不行，二者示人用方药治病必合症脉。若遇重症、危症及疑难症，辨寒热虚实之真假，则必合四诊，多凭脉而用药，舍脉则如水母之无虾也。故方脉科贵在会四诊，尤须于脉细会其真，切至得心应手之候方可言医，不容以一毫欺己而误人。然，间有舍脉从症，又为临诊之变通焉。"《管见医案》中以脉参病的医案多达五十一则，对脉象的论述亦颇具特色，如"诊其脉惟左关数实大，按之如大豆一粒，搏指有力，余部皆软小""诊其脉左寸、尺皆无，左关微而依稀模糊，不分至数，右寸脉无，右关、尺数而无力""脉四至，浮取之甚大逾指，按之空虚"等，其中三则医案集中体现了其脉学心得。如"一妇经血滞涩而痛胀"案中，陈氏指出："产后发热须看症脉，因风寒滞食症脉不虚者可消散，小虚者补中带消散，大虚者必重顾其虚。若审非风寒滞食脉症，而脉虚大数滑无力者，予每用六味丸料加炮姜一钱，红枣四枚煎服而愈，此阴阳无所附而发热也。"又如"一妇头面肿痛"案中，陈氏对不同脉象投以不同药物："若脉洪大鼓指，按之如无，用十全大补汤，肉桂用一钱多，以收敛其脉。后若脉变细脱，急用大剂参附汤救其脉。若脉洪大，无论按之无力或转微小，此阴虚阳无所附也，用桂附八味丸料，候冰冷与服。以上重大之症，危在呼吸，必据脉而用药，误认为火而投清凉则祸如反掌。若脉按之实大有力与搏指者，则当议用凉泻，与上法相隔天渊，慎之。"脉诊对习医者而言向来是关键，陈氏对脉象的辨识与诊脉方法，生动形象，值得习医者深入体会。

3. 善温补，并重气血阴阳

清代新安固本培元派医家皆以"参芪术佐姜附"为用药准则，其温补扶阳之意尤为显著，陈鸿猷便是其中的典型代表。新安医家在处理阴阳失调时，强调"扶阳益阴"，即便面对阴阳两虚之证，亦主张以温阳补气为先，取"阳生阴长"之意。本书医案中，以温补为法的案例有三十四则，其中涉及参、术的医案六则；参、术、芪的医案十五则，补中益气汤八则；附子或肉桂的医案十一则等。例如，一则因阴盛于下、迫阳于上而致衄血的案例，陈氏以熟地黄、白术、附子、炮姜等温补之品气血双补、引火归原；以六味地黄丸加五味子、肉桂，阴中求阳，阴阳并补，治疗阴虚阳不归根导致的呃逆；以东垣当归补血汤治疗血虚阳浮、发热谵语等证。陈氏临证虽多以固本培元为法，却不拘泥于此。治病之要，全在察其虚实。如"侄盛殷痢疾"一案，陈氏与他医据理明辨。患者于秋八月患痢疾，每昼夜如厕二三十次，他医以温补之药医治八日，反"愈医愈剧"。病家遂请陈氏共诊。陈氏精审前后，详悉内外，根据"侄口唇鲜红，面色鲜泽而带赤，脉滑大而数，色脉皆热"的临床症状，坚持使用《景岳全书·痢疾门》中的神效东风散，投以清热燥湿、凉血止痢之品。前医不明其理，极力劝阻，甚至断言"服此药必死无疑"，幸而患者服用了陈氏所开药物，五剂后诸症悉除。此案中，陈氏临证有胆有识，解危救厄，足见其医道之宏、用药之精。又如"两足渐肿渐甚，不便步立"一案，前医以十全大补加附子、炮姜治疗，导致患者周身头面皆肿，口渴引饮不休。陈氏辨之，指出此乃清阳下陷之症，前方过于温燥而伤其阴，遂疏补中益气汤加麦冬、五味子，升阳举陷、生津止渴，循此法以治，终获良效。

4. 辨四时，善用单方验方

因时制宜是中医学的基本治疗原则之一。天时气候的变化会直接影响疾病的发生与发展，因此陈氏主张根据时间节律，择时给药。例如，"山口广生弟之子不言不语不能动"一案，便是龙胆泻肝汤成功运用的范例。患者素喜游猎，夏秋间患重病，月余医治无效，已卧床八日，不食不语，且无法扶动，动则眩晕。前医以补泻温凉诸法并用，皆未见效。陈氏洞察病情，认为夏秋季节湿热明显，雨水较多，加之患者喜好游猎，诸因素导致湿热病邪侵袭。陈氏诊其脉，唯左边关脉数实大，按之如大豆一粒，搏指有力，遂投以龙胆泻肝汤治此温病，上清肝胆实火，下泄肝胆湿热，投之立效，随后以六味地黄汤加味调理，诸症皆除。本案之治，根据季节气候的变化，适时遣方用药，精妙得当。陈氏对于湿温辨证的着眼点，在于分清湿热的偏盛程度及气机阻滞的部位，同时结合患者的体质与病程阶段进行分析。由于皖南徽州特殊的地理与气候因素，新安医家临床诊治该病的机会较多，积累了丰富的成功经验与方法，可供借鉴。无论经方还是时方，抑或民间流传的单方验方，陈氏皆有探索研究。陈氏以艾煎丸加香附治疗脾湿下流所致的经水后期，困顿难耐；以醋煎散治疗经血滞涩而痛胀；以古方胜金丸治疗臌胀半月余，兼多疥疮；以补中益气汤加五味子治疗气虚呃逆，一剂而愈。在

"家国方叔痰喘痼疾"案中，患者喑哑，不能言语，僵卧于床，滴水不入口，陈氏用牙皂角一钱去皮弦煎，冲鸡子白三匙许灌之，下咽后随即吐出痰沫钟余而愈；再如"一孕妇偶感风寒"案中，陈氏强调葱豉汤对于孕妇感寒的效验，并指出"大凡孕妇虽有表症与寒嗽，大忌表散药，犯之多至陨胎，母亦难保，惟葱白皆能治之，且于胎无害。故古人惟用葱豉汤或葱姜汤而已"。现代临床研究表明，葱豉汤对于孕妇感寒用之甚效，可资后学借鉴。

（六）验案举隅

案1　舍脉从症之呕吐案

壬申年八月朔日，有族侄镇序，曾读书入庠，年二十三。

来诊面色鲜泽，唇红，精神微不如旧。言："近日胸膈不利，甚则痛如刀割针刺，前日至今呕吐清水，继呕黄水，味带苦，其水着地内有淡红碎肉二三十点，大者如苦株，小者如蓖麻子，日夜吐出十余次，皆如是，村人以为奇症未经闻见者。"予诊其脉四至，右部按之无力，左寸、关微，尺脉不见。予曰："例云：上部有脉，下部无脉，其人当吐不吐者，死。"遂据脉用温胃止呕小剂。头煎甫饮毕，予忽忆《医通·胃脘痛篇》，即止其次煎，曰："此宜舍脉从症，先治标。"换用《金匮》排脓散：桔梗一钱、炒白芍一钱、炒枳壳五分、煎冲鸡子黄一个。服二剂而吐止，胸痛亦十愈八九，脉仍如前，而微肿，左肿较重，又换用八珍，加黄芪、陈皮、半夏、金银花，四剂而诸症痊愈。

[按]《景岳全书·脉神章》曰："凡治病之法，有当舍症从脉者，有当舍脉从症者，何也？盖症有真假，脉亦有真假，凡见脉症有不相合者，则必有一真一假隐乎其中矣。"《管见医案·医书传道说》中有云："然间有舍脉从症，又为临诊之变通焉。"本案患者胸膈不利，甚则痛如刀割、针刺，时犯呕吐。陈氏初据脉象，投以温胃止呕小剂，后复揣度病情，认为患者吐结脓尚属轻症，宜舍脉从症，遂改投《金匮》排脓散。二剂后，呕吐即止；继以八珍汤加黄芪、陈皮、半夏、金银花，四剂而诸症痊愈。纵观本案，陈氏临证用药反复斟酌，可谓慎之又慎。其巧用排脓散一方治疗疑难杂症，实为阅历

有得之见。此医案不仅记录了陈氏反复思量与取法试探的过程，读来令人啧啧称奇，更颇具启迪意义。案后，陈氏还详细阐述了不同程度呕吐的治疗方法：若患者吐结脓如蚬肉，且痛甚无休，属重症，则用射干汤或犀角地黄汤加金银花、连翘；吐止后，以原方太乙膏丸服之，每服十余丸；若为虚人，则以八珍汤加黄芪、金银花、连翘调补。

案 2　色脉相参之真虚假实案

一男子，年十七。

夏秋间病微热，便溏，小便少，体倦怠，不嗜饮食，医用参、芪、术、草、山药、故纸、苓、泻、车前，一剂而腹胀，再剂而满腹上下皆大胀如鼓不能耐，急求予治。脉软缓，按之无力，但见形壮气旺，精神爽朗，面色鲜泽，凭此形色是实症非脾虚也，脉软缓者定是湿郁，此经言"大实有羸状"是也。乃用香砂平胃散加减，一剂胀散，再剂则胀消而成里急，一日夜如厕十数次，每次所出不多，皆是浊涕。此湿郁于肠胃，得药而下也，遂以前方加生山楂、炒枳壳、炒白芍，煎服二剂，诸症悉退而愈。

［按］疾病千变万化，病情复杂多样，尤以真假难辨为甚。陈氏临证强调，须权衡邪正虚实，尤其对于疑似真假的复杂病证，方能避免误诊。本案患者于夏秋之交出现微热、便溏、小便短少、体倦怠、不嗜饮食等症状，前医误用补法，致使实者愈实，腹胀如鼓，难以忍受。面对如此危重之疾，陈氏鉴于前医之误，结合脉象与面色，指出患者形壮气旺，精神爽朗，面色鲜泽，据此形色当为实证，脉象软缓者必为湿郁，非脾虚所致。故而，体内湿郁为病本，外在脾虚乃假象，此即"大实有羸状"之谓。遂改投香砂平胃散以燥湿健脾，一剂而胀消，再剂则药效显著。法合药当，疗效卓著。如此重症，若非认证精准，用药果决，断难获此良效。

八、《程正通医案》

（一）著者简介与成书历程

《程正通医案》二卷，又名《仙方遗迹》《仙方注释》。据《新安医学流派研究》考证，程敬通与程正通并非同一人。程敬通（1573—1662年），名衍道，歙县槐塘人，为明末清初新安名医；程正通则为清乾隆、嘉庆至咸丰、同治年间槐塘人。程曦，字锦雯，号甫目，于光绪九年（1883年）春获其先祖程正通遗方57则，遂将其收集整理成册。同年，程曦在雷少逸指导下进行注释，编成《程正通先生仙方注释》。1927年，该书由浙江衢县（今衢州市衢江区）龚六一堂编入《六一子医学丛书》第一集，刊行于世，医界广为传抄。1977年，歙县卫生局将此书重新排印出版。因歙县方言中"正"与"敬"同音，误将程正通认作明末清初的程敬通，遂将《程正通医案》更名为《程敬通医案》。1981年版《中医大辞典·医史文献分册》"程衍道"条目亦沿袭此误，讹传甚广。此书即现今所见的《程敬通医案》。

（二）存世版本与藏存状况

本书成稿后未刊行。现存清光绪九年（1883年）稿本，藏于中国中医科学院图书馆；一种抄本，藏于上海中医药大学图书馆，参考《新编中国中医古籍总目》。

（三）医案风格与后世影响

本书收录57则脉案，其中8则有方无案。每则医案内容大多在十余字左右，涉及内、外、妇、儿诸科。其叙症说理清晰明了，用药简洁明净。医案按时间先后顺序排列，一年十二个月均有收录，且选取的病种涵盖广泛，典型精当，无重复之处。可以认为，这57则医案是程氏从临证中精选而出，能够充分体现其治疗思想的验案与佳案。观其遗方，书法刚劲有力，当为程正通晚年之笔。先生虽仅有此医案传世，却产生了重要影响。

（四）诊疗特色与学术创新

1. 脉案崇简，重视脉象

纵观《程正通医案》，作者以寥寥数语便将主症、病因、病机阐述得清晰明了。其脉案崇尚简洁，却从不省略关键词语。例如第二方中"阳浮阴弱，当补心肾，庶汗敛精固"一句，若删去"当补心肾"四字，则易与《伤寒论》中阳浮而阴弱的桂枝汤证混淆，而本案实为汗出遗精症，二者在治法和用药上截然不同。程氏遣方用药简洁明净，疗效显著，对后世医者颇具启示意义。如第七方治疗血势大涌案，以人参大补元气，生地黄、玄参清热凉血、养阴生津，丹参养血祛瘀，龙眼肉养血归经，五药合用，阳生阴长，气旺血生，井水煎服，以助阴清热为宜。程氏临证尤重脉诊，程曦在本书序言中称"案极稀、言极简、药极寡"，然全书提及脉象者多达二十例，其中春季7案、夏季5案、秋季1案、冬季7案。如第一方春季脉象案"脉弦，中虚寒，因怒，忽心痛厥"，程曦释曰："脉弦者，肝木所胜也。肝木克伐脾土，遂作厥痛。"脉症相合，切中病机。又如第二十六方夏季脉象案，程氏诊其"太渊脉洪"，以脉论证，"邪侵脏长，清之以防瘵"，程曦曰："太渊脉洪，其肺经受热无疑，暑邪侵袭于肺，故清肺热养阴津。"全书以脉论证，决其死生的病案屡见不鲜。如第十六方治疗反胃病"食后必吐，脉滑无妨，宜辛苦则泰"，第五十二方治疗久泻补火"久泻脉细"，皆从脉象考病，亦可确诊。

2. 固本培元，扶助正气

程氏在学术上推崇金元四大家，但强调师古而不泥古，因而将李东垣的补土学说与朱丹溪的养阴学说融会贯通，形成了固本培元、扶正祛邪的独到思想。全书57则医案中，有37例都特别注重正气的调养，其中用到人参的医案多达10例。程氏善于运用参芪来补益元气，调治各科疾病。医案中涵盖了阳浮阴弱补心肾、久嗽脾虚补脾肾、体弱临盆补气血、目涩无光补精血、神倦尺虚温肾法、烦劳煎厥养阴法等案例。例如，第五方中，程氏以人参大补元气，佐以血竭、没药行血逐瘀，治疗孕妇体弱衣胞停滞，正如《素问·阴阳应象大论》所言："血实宜决之，气虚宜掣引之。"第六方中，首用潞党参、高丽参，双参同用，补气健脾，健脾土而生肺金，一旦土旺金盛，虚咳自缓。第七方中，用高丽参补其无形之气，使其生有形之血。此外，程氏临证注重顾护脾胃，认为脾胃为后天之本，常以固本培元之法治疗各种急危重症。如第十二方，患者证属脾虚湿淫，水湿内滥，程氏以利水消肿、消补并疗，重用西党参八钱补气健脾，使脾气复盛，以利制水；第十五方，妇人腹痛数朝而未产，病情危重，程氏以高丽参三钱、酒炒当归四钱、川芎一钱，补气行血，治疗此体虚临盆之滞产证，血旺气足，则婴儿自然而下；第四十方，患者本为体质虚弱之人，突然血大涌，程氏急用参芪等温补之剂，益气补血，药达病所。同时，程氏以河水打黄土浆、米汤煎药用水来强化养胃和中的作用，充分体现了其顾护脾胃的重要学术思想。如第十方中以米汤煎服，用以恙后调养；第十六方用辛通苦降之法，使中州传导有力，辅以黄土浆，亦取扶土养胃之意。

3. 善用药对，自创方药

药对是指临床上常用且相对固定的中药配伍形式。程氏临证时深谙本草药性功效，灵活组方，应机配伍，诸多医案中皆可见其使用药对的精妙之处。例如，白芍与甘草，古人称之为甲己化土汤，第一方、第四方中二药相对，甘草甘以补虚，白芍酸以平肝，二者酸甘化阴，肝脾同治；第七方中人参与生地黄相对，气血并补，丹参与玄参相对，取其水升火降，水火相济之意；第十四方中以生地黄与阿胶相配，二者合用共奏补血止血、濡养血脉之功；第四十四方中以桑叶和芝麻相伍，芝麻色黑，润补其肝，以降为要，桑叶色青，滋养其肝，以升为主，二药相合，升降相济，肝肾并补。这些对药的使用，既是程氏对中医经典的继承，也是其在临床实践中的具体应用与发挥。若细究本书医案，程氏除选择紧扣其证的药物外，还善用引经药，通达病所，提高疗效。如第四十九方治疗"胎未下，呼吸绝"，投以附子回阳救逆，人参、当归益气养血，佐以引经药桔梗，借其升提之力，载药上行，收效显著；第五十方治疗"血亏生热防虚"，程氏以熟地黄、牡丹皮、当归、白芍等滋阴泻火、养血和营，佐以牛膝寓动于静，引热下行，使邪有出路。对于眼病的治疗，程氏有其独特经验，常自拟方药予以治疗。如第八方中自创明珠仙露，以冬桑叶四两、甘菊二两、天冬三两、蝉蜕一两、夏枯草二两、石决明三两、胖大海一两，诸药合用，取其露，用食指外用洗眼，清肝明目。又如第十一方眼疾案，"痰阻肺，精华不上升，当消则眸瞭"，程氏认为本案乃痰阻于肺，肺气痞塞，导致五脏之精华不能上注于目，遂以杏仁露三钱、瓜蒌壳三钱畅其肺，象贝母四钱、制半夏三钱消其痰，佐以桔梗升其清气，苏子降其痰气，痰消则眸自瞭。

4. 煎药考究，注重服法

程氏医案注重配伍组方中阴阳动静的结合，即便是煎法或服法也精心选择。其特点有四：根据不同的外象取其意而用之，按照中医理论指导运用，依据山区多井、泉、溪水的特点加以运用，以及多种水或液的合并运用等。全书57则病案中，注明煎法的有41则，写明服法的有14则。在煎药方法上，辛散之药主张轻煎，扶正辟邪之方则强调"头服轻煎，次浓煎"，选用的煎药用水独具特色，达三十多种，如急流水、逆流水、长流水、井水、甘澜水、河井水合用、米汤等。例如，第一方中"因怒动肝，肝木克土作厥痛"，以急流水煎者，取其流行之力极速之意；第十一方中，患者痰浊阻肺，肺失宣降，不能输精于百脉，以逆流水煎之，取其性本趋下，逆流则取上升以达肺家之意；第十四方治疗煎厥以第一汲井水煎，取其清热动；第三十二方中以井水煎者，取其安之之意等。在服药方面，程氏强调正确、合理的服药方法在一定程度上可以提高治疗效果。医案中有浓煎温服、轻煎温服、太和汤煎服、入白酒少许冲服、空心温服、浓煎暖服等，如补益、温阳药宜温服，祛风胜湿药加白酒冲服，治疗肝血不足、目涩无光症时则主张饭后服药，对于神昏牙闭、不能自服的危重患者，程氏则自创苇管吹渗法给药等。

（五）验案举隅

案1　肾虚目不明案

左，六月初九日方

神门细涩，法当补，此宜合目养阴。

大熟地一两、枸杞子一钱五分、龟板五钱、女贞子三钱、茯神四钱、柏子仁三钱，井水浓煎。

［按］本案患者虽表现为目不明，然程氏未循"治眼疾而用眼药"之常法，而是探本求源，得《内经》治病求本之旨。程氏诊其脉，"神门细涩"，神门者，尺脉也；细涩者，不足也。遂从肾论治，以补法为治，认为肾精不能上注于目，以致目失濡养，故采用滋补肾水之法以养阴明目。程曦按曰："此方必治肾水不足，眸子不明之症，尺脉不足，必因肾水之亏，故补北方之癸水。庄子有言：水静则明，可以烛须眉，平中准，即此义也。"方中熟地黄、枸杞子为君，补血滋阴、益精填髓，乃阴中之阳药也。龟

甲、女贞子为臣，滋阴补肾，乃阴中之阴药也。佐以茯神、柏子仁养心安神。程曦曰："心神犹焰也，肾水犹膏也，水足则眸瞭而无瞖目之虞，犹之膏足则焰长明而无息灭之患。以井水煎药者，亦取其静以养阴之意耳。"程正通医案多同此案，言简意奥，初入医学堂者，难尽悉其全部蕴义。而程羲加注释之，则易习矣。程氏之功，可与写案者同存。

案 2　久嗽补脾肾案

右，九月初五日方

久嗽虚，勿理肺，补脾肾可治。

潞党参八钱、薯蓣三钱、焙九香虫七个、熟地一两、怀牛膝三钱、莲子肉十粒。

［按］《素问·咳论》云："五脏六腑皆令人咳，非独肺也。"对于体虚久咳，程氏指出要据证论治，"久嗽虚，勿理肺，补脾肾可治"。本案患者脾虚失运，湿盛而生痰，肾虚失纳，水泛亦成痰，乃是久咳导致的脾肾两虚，不能只治疗肺脏，欲涤其器，必须清其源，应从脾肾入手。方以潞党参八钱、薯蓣三钱、莲子肉十粒，补其脾土；熟地黄一两、怀牛膝三钱，益其肾水；焙九香虫七个，脾肾兼补有功。方中虽无一味药是化痰止咳之品，但治病求本，药证相合而收佳效。这一医案充分反映了程氏固本培元、重脾养胃的学术思想。

九、《唐竹轩先生医案》《舟山医案》

（一）著者简介与成书历程

唐茂修，字竹轩，休宁人（1840—1910 年），祖籍江苏姑苏。其家族第一代为走方郎中，迁至休宁定居，传至竹轩为第八代。他自幼聪敏，家学渊源深厚。据民间传说，竹轩与同邑的梅林江芝田（当地妇科名医）一同师从休宁西田的汪仰陶先生，成为仰陶的得意门生，并与同邑的叶馨谷齐名，以擅长治疗内伤杂病而闻名。民间流传着"五劳七伤何处治，休宁遍地问舟山"的说法，足见其声誉之盛。其门人包括程星楼（著有《玉堂花馆医案》）和唐受言等，均为当地名医。《唐竹轩先生医案》疑为程士芹整理，约成书于光绪辛卯年（1891年）前后。书前盖有"唐茂儒印"（白方）、"门人程星园诊"、"星园"（朱方）等印章。程士芹，生卒年不详，字子俊，号星园，休宁人，为唐竹轩门人，医术精湛。《舟山医案》共六卷，系其门人按日抄录的门诊处方，未经修饰整理，保留了唐氏平日临证的原案。

（二）存世版本与藏存状况

《唐竹轩先生医案》藏于婺源私人处，收入上海大学出版社2021年出版的《珍稀中医稿钞本丛刊·新安卷续编》中。

《舟山医案》一书单行本现存2种版本，一种华阳胡均安抄本，一种平阳汪焕章稿本，均藏于休宁、祁门私人处。安徽科学技术出版社据上述稿钞本，将本书整理收入《新安医籍丛刊》。

（三）医案风格与后世影响

《唐竹轩先生医案》案语简切，诊治思路亦可资参考，唯处方未标注剂量，属一憾事。《舟山医案》案语甚简，剂量较轻，可以窥见唐氏所治病证、用药处方规律。

（四）分科范围与主治病种

《唐竹轩先生医案》收录临证医案一百余例（另附录吴哲人、金哲文等延医书札数通），以内科为主，涉及风温、劳伤、咳喘、肺痿、胀满、赤痢、淋浊、鼻衄、吐红、疮疥、便秘等数十种病证，患者多来自休宁、歙县、婺源，以及浙江昌化、遂安等地。

《舟山医案》是唐氏门人根据按日抄录的门诊处方整理而成的，分为30门，收录医案118则，后附哲衡补抄医案21则。

（五）诊疗特色与学术创新

1. 专于明证，重辨病、辨证、辨经

唐氏临证时，常将脏腑辨证与经络辨证相结合，以阐发脏腑病变的机制。他认为脏腑气血皆由经络相连，辨病、辨证、辨经三者密不可分。辨病可确定疾病部位及可能病变的脏腑，唯有认清病候归经，方能准确进行经络辨证。"经络相通，病候所在，主治所及"，根据临床症状，可了解疾病所在何经或

何脏腑。例如，一患者"寒烧日作，呕恶清痰，脉右弦"。唐氏诊断后，从六经辨证入手，指出湿滞阻于太阴阳明，清浊相干，升降失常，宜从疏利导治之。阳明为水谷之海，太阴为湿土之脏，胃主受纳，脾主运化；脾升则健，胃降则和。投以清利疏导之药后，患者寒热夕作，少腹胀楚，苔黄，乃少阳郁热兼阳明里实，故少阳阳明合病同治，和解少阳、内泄热结。又如，一患者"阴暑内袭，经今二旬，始作呕吐，寒先烧后，汗多"，唐氏指出中气虚则病在太阴，太阴脾弱，遂拟温太阴以解中下之蕴结。再如，一患者"阳明风火上升，牙龈作疼，左旁腮肿"，此属风邪外袭，风火相搏，阻滞阳明，阳明经热盛，故治以清胃泻火、疏风通络。

2. 执繁就简，倡用药平正轻灵

纵观唐氏医案，大都在几字至十几字，叙症说理极为简练，提纲挈领。如"湿门"案中所述："寒湿凝于太阴，脘连腹胀，溺清，口不渴。法当温化。"寥寥数语，已将病因、病机、主要症状及治法阐述得清晰明了。其用药剂量多为常量，药专力宏。再如"咳嗽"门中，"咳嗽已久，胸满痰稠"，唐氏认为此乃咳嗽延久，中虚气滞所致，遂仿三子养亲汤之意，投以白芥子温肺利气、消痰快膈；苏子降气行痰、止咳平喘；莱菔子消食导滞、行气祛痰。并佐以清肺化痰之品，另选用沉香作为引经报使药，以纳气平喘、行气止痛。诸药合用，气顺痰消，咳喘自平。此外，唐氏临证用药具有时方轻灵的特点，讲求"轻可去实"。其表现有二：一是用药简洁，处方剂量多轻巧，少用险峻攻下之品；二是方剂药量较轻，药物用量多则数钱，少则以分计，然临床验证，皆能切中病机。如"风门"医案："沈，辛温散邪。羌活四分，防风一钱，秦艽一钱，苏梗一钱五分，川芎八分，白芷五分，广皮一钱，法夏一钱，炒枳壳一钱。"全方九味药，不足七钱。此外，在治疗暑热、咳嗽等病证时，唐氏常以"引荷叶露一两冲服""引梨汁一杯冲""甘蔗汁（冲）一匙"等润肺清凉之品为引，其医案中亦多见鲜马兰根、荷叶、丝瓜叶、荷梗、薄荷等轻爽之品。唐氏临证用药多遵前法，同时又善于化裁，疗效显著。

3. 调理肺脾，尤强调益气扶正

唐氏论治内伤杂病，多从肺脾入手，升脾阳、益脾胃、调肺气；补元气、疏肝气，调畅气机，使人体阴阳升降有序，气行流畅。肺为气之本，脾胃为后天之本，人体的生命活动依赖脾胃化生的水谷精微和肺所吸入的清气提供物质基础。脾胃与肺关系密切，《素问·阴阳应象大论》有云："中央生湿……脾生肉，肉生肺，脾主口。"《灵枢·经脉》亦曰："肺手太阴之脉，起于中焦，下络大肠，还循胃口，上膈属肺。"唐氏遵此理论，临证处处以顾护脾胃为先，强调益气扶正。如"咳嗽"门中，多则医案为患者咳嗽年久，脾虚不能生金，导致肺脾俱虚，唐氏指出脾为生痰之源，肺为贮痰之器，从脾肺入手，健脾益气，扶土以生金；"便血"门中，肝脾受亏，唐氏以逍遥散化裁，调和肝脾、养血健脾；"带下"门中，唐氏指出肝脾两虚导致的带下，"脾亏肝虚，常留白带，愈流愈弱，常流不愈"，遂补肝健脾，寓补于散，寄消于升，清阳得升，湿浊得化，以奏收敛止带之功。

此外，唐氏临证善用清法，并辨别内伤、外感，细分虚证、实证。医案中清法者甚多，外感之火，以凉为清；内伤之火，以补为清。具体如下而清之、散而清之、润而清之、消而清之等，皆为当下临证提供了大量可借鉴的临床经验。如清解火热之邪治疗阳明风火上升，导致的牙龈疼痛和腮肿；清解肺胃之剂治疗风热喉痛；清肺保津治疗风温上袭；清热化湿治疗湿郁化热；清金止咳治疗肺咳不已等。

4. 巧用报使，善注重炮制方法

《续名医类案·虚损》有言："兵无向导则不达贼境，药无引使则不通病所。"因此，一剂疗效显著的方剂，除君臣药的正确配伍外，还应有"引经报使"之品。纵观本书各方案，唐氏多注重引经报使药物的使用，如将引药单煎取汁，送服主方，如姜汁、梨汁等。同时，在选用引经报使的药物时，也力求与主药具有"同气相求"的特性。例如，在"咳嗽"门中，取砂仁为引经药，配伍白术、半夏、陈皮等药物，以调中安嗽。砂仁可引气归原，同时入砂仁以苏脾胃之气，使补药更易消化，生精生气，效果更佳。又如"泄泻"门中，在焦白术、川厚朴、广陈皮等药物益气和胃、燥湿健脾的基础上，以车前子焙捣为引经，《医说·卷六·车前止暴下》有云："此药利水道而不动其气，水道利则清浊分，谷脏自止矣。"此即所谓"利小便以实大便"也。由此可见，唐氏组方用药之灵活巧妙。唐氏对方药的炮制、煎法、服法等进行了详细论述，如引姜汁炒川黄连，辰砂拌麦冬，真茅根（黑芝麻拌炒），砂仁拌炒熟地黄炭等。具体如一则培补脾肺的医案，唐氏指出要"用旋覆花并包，煎浓汁，拌蒸诸药，晒干，炒研为末，用饴糖加水法丸，为梧桐子大"；另一则培补肝脾肾的医案，"依古法熬三次，榨去渣，滤净，再熬至滴水成珠，加入阿胶，亦溶化收膏"。

（六）验案举隅

案1　湿温门

孙二十八　湿浊蕴伏，发烧，口干，头昏，舌尖绛，中心燥腻，小溲赤短，从清解之。

漂茅术五分、生石膏三钱、葛根一钱、西茵陈一钱五分、炙知母一钱五分、淡竹叶一钱、黑山栀一钱五分、连翘一钱五分、木通八分、车前子一钱五分、引酒炒川连四分。

又，进苍术白虎法，湿温见减，发烧略退，舌燥腻亦润。惟纳呆，溲赤。仍守前法出入，恐余焰未熄也。

生石膏二钱、淡竹叶一钱、炙知母一钱、连翘一钱五分、西茵陈一钱五分、黑山栀一钱五分、酒炒芩一钱、木通八分、车前子一钱五分、炒通曲一钱五分、引丝瓜叶五片。

［按］明清之际，温补学说盛行，医家多不辨证，一味蛮补。唐氏虽重视温补，但对此多审证求因。湿温之邪缠绵难愈，既不可轻投温补，亦不可峻下猛攻，需根据病情所处阶段及病位浅深，治法亦各有不同。本案患者湿浊内蕴，出现"发烧、口干、头昏、舌尖绛、中心燥腻、小溲赤短"等邪热鸱张之象，津精有立竭之虞。温病首重津液，存得一分津液，便有一分生机。唐氏初诊时投以宣通清解之剂，并以养阴救液为第一要义，深合叶天士治温病"顾其津液"之意。方中白术益气健脾燥湿，淡竹叶、黑山栀子、连翘、木通、车前子清热泻火、利尿通淋，使深伏之邪始有外出之机。石膏、知母甘凉濡润，养阴生津，此乃治疗温病之良法，故诸恙悉减。后又仿苍术白虎

法清温燥湿。本案中湿温之邪在整个病程中以羁留气分为主，诸药合用，津回液复，辛寒之药清其暑，辛温之药燥其湿，佐以甘平之药缓其中，则正胜邪退，病自安矣。

案2　虚损门

某　血后失调，阴伤肺损。咳嗽骨蒸，肌瘦乏力，是怯症已成，难治可知。宜静养为要。

西洋参一钱五分、北五味四分、霍斛二钱、百合二钱、叭杏仁一钱五分、川贝母一钱、炙橘红衣一钱五分、炙百部一钱、紫菀一钱五分、款冬花一钱、玉苏子三分、炙草五分、生苡仁二钱、引蛤粉炒阿胶二钱。

加青蒿一钱，炙知母八分，减苏子。

又加，地骨皮一钱，乌梅肉四分，减冬花、生苡仁。

又，脉总弦急，阴火上炎，投剂虽有起色，然怯已深，一时难复。相火过旺，卢望颜亦难为力，有防夏至大节生变。勉议一方，仍守前法。

西洋参一钱、北五味四分、霍斛一钱五分、百合二钱、地骨皮一钱、青蒿梗一钱、乌梅肉八分、炙知母一钱、川贝八分、炒叭杏仁一钱五分、炙橘红衣一钱五分、炙百部一钱、炙紫菀一钱五分、引蛤粉炒阿胶二钱。

［按］唐氏医案多简洁精练，本案则是为数不多从初诊到复诊、三诊的完整脉案，过程记载详尽。虚损一症，经义论述最为详备。《内经》论及五脏之损，治法各有不同。凡久虚不复者谓之损，损极不复者谓之劳。本案患者因血后失调，阴伤肺损，症见咳嗽骨蒸、肌瘦乏力，一派肺阴亏虚、阴虚火旺之象。日久损及真阴真阳，气血因而虚衰，正所谓"精气夺则虚"。唐氏遵循"虚则补之""损者益之"之经旨，投以西洋参及一派养肺阴之品：西洋参补气益气、培土生金；五味子、石斛、百合、杏仁等益气养阴、止咳平喘；百部、紫菀、款冬花温润止嗽。诸药合用，针对患者素体亏虚之特点，补阳培阴、益气生血。然本案患者病机错综复杂，病势较为深重，即便辨证得当，投剂虽有起色，然怯病已深，一时难以痊愈，故仍守前法。

十、《洪桂医案》《月芬夫子医案》

（一）著者简介与成书历程

洪桂，字月芬，歙县洪源人，生于咸丰、同治年间，生卒年不详，为世医洪映中之子。洪氏世代行医，其父洪映中乃当地名医，至月芬已传七世。月芬自幼承袭家学，精通内科杂病，尤擅治暑湿证。著有《抑隅堂医案》，后以《洪桂医案选》收录于《新安医籍丛刊·医案医话类（三）》中。另有《月芬夫子医案》被收入上海大学出版社 2018 年出版的《珍稀中医稿钞本丛刊·新安卷》。

（二）存世版本与藏存状况

《洪桂医案》现存。不分卷。本书单行本现存一种稿本，藏于洪桂后人处，安徽科学技术出版社将此本整理收入《新安医籍丛刊》。

《月芬夫子医案》现存一种抄本。不分卷。藏于婺源私人处。本书单行本未见刊行，收入上海大学出版社 2018 年出版的《珍稀中医稿钞本丛刊·新安卷》，可见于《新安四家医案》。

（三）医案风格与后世影响

洪氏门下有弟子十余人，其学术思想与临床经验对后世弟子及后裔影响深远。例如，弟子洪竹潭（1870—1930 年），名溶，擅长治疗时病，亦精于内科杂症。洪韵澜（1880—1959 年），名祺，弱冠之年曾中试入庠，后习医，业成后悬壶于岩镇。他擅长治疗内伤、外感及温病，1952 年加入岩寺联合诊所。1980 年，歙县卫生局将其遗方汇编为《洪韵澜医案选》。

（四）分科范围与主治病种

《洪桂医案》辑录洪桂医案 108 则，按 43 类编排，涵盖内、外、妇、儿各科病证。洪氏处方用药轻灵精当，辨证强调脉症合参，治法力避见病治病，论治重于顾护元气，兼采各家之长，每案语言简义赅，具有较高的临床参考价值。书中还载有多则疑难危重病案，其特别宝贵之处在于不仅总结了成功经验，还如实记载了一些药饵难以奏效的案例。《月芬夫子医案》中治疗外感时，既能融合伤寒与温病的辨证治法，又能兼顾养胃气，并对叶天士的"透热转气"多有心得。书中案语简练，立法妥帖，用药轻灵，对临床实践具有重要的参考价值。

（五）诊疗特色与学术创新

1. 综合经典，继承创新

纵观洪氏医案，全书内容多以中医经典理论为临证指导思想，如"不问阴阳与冷热，先将脾胃与安和""不患邪之不除，而患正之不守"等，广采众家之长，方论严谨不离经典，且紧密结合临床。例如，在"肺痨"案中，患者肺阴亏损，继则阴虚生内热，导致阴虚火旺，炼津为痰，出现"阴虚有火，咳嗽痰黏，气促汗出，形羸食少"等症状。洪氏遵循《内经》"损者益之"之旨，以益气养阴、补肺止咳为法。同时，洪氏深谙仲景医理，常在仲景方基础上加减，并融入己见。如"脾肾阳虚"案中，患者"腹中气胀，午后微寒微热，饮食减少，大便泄泻，形瘦神倦"，洪氏诊断为脾肾两败，遂拟附子理中汤施治。洪氏推崇景岳之学，临证常用景岳名方加减化裁，灵活运用，如一阴煎、三气饮、何人饮等方。例如，在治疗气营两燔的温病时，患者"温邪感发，少阴之热极甚，咽喉白疮，舌绛脉数，大便秘结"，洪氏仿景岳玉女煎法加味，以清胃热、滋肾阴。再如"温病后期发斑便秘"案，患者"阴亏阳亢，舌黑唇干"，伴有神烦呓语、身紫斑未消，洪氏认为此乃津液不足、肠燥便秘所致，遂以服蛮煎加味，行滞气、开郁结、通神明。

2. 重视气血，强调辨证

洪氏临床强调辨证，据其治疗膨胀医案（《歙县中医》1985 年第 1 期）分析，其辨证之纲有三：①辨寒热；②辨气血；③辨虚实。辨寒热以分清膨胀性质；辨气血以了解膨胀涉气或涉血；辨虚实，不仅要观察膨胀系实证还是虚证所为，还须知晓患者体质虚实、正气如何，以指导用药攻补得宜。此从病性、病位、病体三方面综合考虑，明确辨证，拟定治法，无疑是洪氏临床收效较好的原因所在。如"烦劳过度，营血暗耗"的不寐案中，患者烦劳过度，心阳内炽，肾阴暗耗，营卫不和，心肾不交，夜不安寐，故益气养血、滋阴安神是本证的基本治疗方法。洪氏从黑归脾汤出入，黑归脾汤是治疗心脾两虚、血虚尤甚之成方，方中党参、绵黄芪、白术补脾益气；当归甘辛温养肝而生心血；茯神、龙眼肉甘平养心安神；远志交通心肾、宁心安神；木香芳香理气醒脾，减轻一众补益药的腻胃滞气之弊，另有阿胶二钱（鸡子黄一枚拌炒），仿阿胶鸡子黄汤之意，"二味血肉有情，质重味厚，大能育阴息风，增液润筋"。诸药相合，气血得充，补而不滞，共行滋助心脾气血，兼顾肾阴之效。再如"袭络，上扰神明"的中风案中，患者四肢抽搐，神识不慧，夜寐少安，洪氏认为乃肝肾阴亏，内风袭络所致，遵"治风先治血，血行风自灭"之旨，以养血为主，兼祛风邪。方中熟地黄、当归、胡麻仁、茯神、白芍、阿胶等调血和血，意在养血以祛风、活血以通络；菊花、化橘红、钩藤、郁金、桑寄生等行气通络。该方集调血行气为一体，标本同治，亦是治疗中风的常法。

3. 固本培元，重视脾胃

"固本培元"的学术思想对新安后学影响深远，众多医家临证时皆重视温补培元。洪氏临证多以顾护元气、温补脾胃而奏效。盖脾胃为后天之本，脾虚胃弱则百病丛生。如在"肾不纳气"的虚喘医案中，患者"肺不主气，肾不纳气，气急为咳，痰多乏力，脉数无神"，洪氏脉症相参，以补肾固涩、益气固本为法，方用东洋参、蛤蚧尾、冬虫夏草肺脾肾三脏同补为主药，合大熟地黄、北五味子、胡桃肉、菟丝子等强化补肾功效，兼纳气平喘；在积滞案中，患者素体不足，脾胃更弱，肝失条达，气机不利，出现"木强热炽，目赤生膜，视物不明"，肝木乘克脾土，脾失健运，导致"形瘦腹膨露筋，大便溏薄"，洪氏以扶脾平肝为治，平肝木之横逆，复脾土升运之职，气和而顺，脾胃自安。再如在"气血两亏，疟后发斑"的两则医案中，患者林某"疟后周身痹痛，自汗气促，言謇有痰，午后进食，呕逆二次"，患者大奶奶"肺不主气，肾不纳气，气促肢凉"，肺肾俱虚。洪氏明确指出均当以固本培元为主。前者不必见病治病，以人参三钱、黄芪三钱、炒白术一钱二、云茯苓三钱益气健脾以培元，麦冬二钱、当归身三钱养阴和血，药后症有转机。后者仿人参蛤蚧散之旨，方中人参、炒冬术、五味子补益脾肺之气、培土生金，更兼五味子益肾敛肺定喘，加之冬虫夏草、紫河车、桂圆肉等益肾补肺、纳气平喘。全方肺肾同补，标本兼顾。

4. 用药轻灵，喜用鲜药

洪氏诊病注重气血阴阳的平衡，强调动静刚柔相配，用药轻灵，体现了"四两拨千斤"的智慧，彰显了新安医家时方轻灵的学术特色。例如，在治疗暑温案时，患者因暑邪侵犯肺胃，导致气阴亏损，表现为"感风闭暑，已逾六朝，热退复作，神烦胸窒，气逆呕痰，脉象浮弦"。洪氏选用青蒿、连翘等轻灵透发之品，以宣畅利窍；辅以扁豆衣、荷叶、藿香等轻灵升清之药，平热祛湿、宣发清阳；益元散则以其轻清甘淡之性，使暑邪从小便而泄。全方集芳香化湿、淡渗利湿、苦温燥湿于一体，疗效显著。中药鲜药是中医温病治疗的一大特色，其使用效果更佳，起效更迅速。洪氏在治疗温热类疾病时，鲜药应用尤为广泛。例如，在治疗风温案时，患者因"肺胃邪热不解，咳嗽痰鸣气促，神烦不寐，脉来细数"，洪氏采用清热涤痰兼养阴之法，投以青蒿、连翘清热透散，贝母、西洋参益气养阴，并佐以鲜石斛四钱滋阴润燥、益胃生津，甘蔗汁一杯生津润燥，鲜竹茹一握清热化痰。鲜竹茹为竹茹的鲜品入药，长于清热化痰，三味鲜药共同增强了清热养阴之效。在治疗暑温案时，患者因暑热伤阴，引动肝风，出现"神识不慧，夜寐不安，大便多日未解，舌裂唇赤，脉来弦大"等症状，洪氏急投麦冬、贝母、西洋参、川黄连等品养阴清热，连翘、瓜蒌清热涤痰，并佐以鲜石斛三钱、鲜兰叶一钱半、雪梨汁一杯、丝瓜叶二片养正清透、益胃生津。复诊时，洪氏沿用前法，并加入育阴平木之品，佐以枇杷叶三钱（去毛）清肺止咳，雪梨汁一杯滋阴润肺，鲜竹茹一握清热化痰而除烦，荷叶秆一尺清热凉血，鲜稻花五钱益气止烦渴。诸鲜药同服，共奏养阴生津之效。

（六）验案举隅

案 1　吐血案

潘厚存翁奶奶，郡城，甲申秋菊月廿日。

恙由情志不舒则生郁，郁则气血不和，冲任奇脉交伤，遂致胸窒腹胀，或吐食，或吐污黑血，每逢经事亦污血之色，已经数月未愈。诊脉虚细近数，深虑土败木贼之虞，仿逍遥散出入，应药则吉。

炒白芍一钱半、炒归身一钱半、藕节五个、川郁金一钱半、制丹参三钱、炒白术一钱、茺蔚子一钱半、制香附一钱半、降香一钱、泽兰叶一钱、云茯神四钱、绿萼梅四分。

［按］中医理论认为，肝为风木之脏，藏阴血，寓相火，喜条达而恶抑郁。《素问·六元正纪大论》有五郁（木、火、土、金、水）之论，朱丹溪有越鞠丸治疗六郁（气、血、痰、火、湿、食）之方。本案患者，情志抑郁，肝木不疏，以致气血不和，冲任奇脉交伤，肝病及脾，横逆犯胃，而见"胸窒腹胀，或吐食，或吐污黑血"。脉虚细近数，更为肝木乘脾土之佐证矣，所谓"人之阴气根据胃为养，胃土损伤则木来侮之矣，谓之土败木贼也"。解郁首须顺其条达之性，开其郁遏之气，故仿逍遥散之意，加解郁之郁金，行气之香附，健脾开郁利气，始得为功。

案 2　便秘案

某，雄村，九月十六日。

疟后阴液内竭，大便虚闭，已经二十余日未更衣，形瘦微热脉弱。宜用育阴润燥之法，冀其便行，调补再商。

胡麻仁、陈枳壳、郁李仁、瓜蒌仁、北杏仁、大麦冬、蜂蜜、梨汁、柏子仁、蒸归身、南沙参。

［按］中医理论认为，肺与大肠相表里，经络相连，气化相通。本案患者属于伤寒热病后期阶段，余热留恋，阴津虚损，肺燥肠枯，而致便秘，症见大便虚闭、形瘦微热、脉弱等，治以育阴润燥、润肠通便之法。方中沙参、麦冬润肺养胃生津，杏仁宣肺润肠，瓜蒌仁肃肺滑肠，当归养血活血，气血流畅，则大便自调。胡麻仁、郁李仁、柏子仁、蜂蜜、梨汁润燥养阴、增水行舟。肠道得以濡润通降，顺气行滞，升清降浊，此提壶揭盖之意也。国医大师李济仁在评点本案时指出，其用此方加黄芪、桃仁治疗老年人单纯性便秘，屡效。

十一、《东山别墅医案》

（一）著者简介与成书历程

《东山别墅医案》一卷。清代叶熙钧原撰，叶氏曾外孙胡仲灵整理编辑。叶熙钧，字韵笙，歙县人。名医叶馨谷之子，少承家学，其父师承程有功一脉。

（二）存世版本与藏存状况

本书首刊于民国七年（1918 年），全书一直未付梓，仅抄本流传，秘而不宣，直到 1995 年安徽科学技术出版社将此本整理收入《新安医籍丛刊》，本书单行本现存一种抄本，藏于安徽博物院。

（三）医案风格与后世影响

本书内容多简明扼要，处方平正清简。常援引《内经》。

（四）分科范围与主治病种

据原抄本附注分类，收录医案 124 则，共分 25 门，以杂症验案居多。书后附有叶氏曾孙胡仲灵集叶氏方案，题为《东山余集》，又分 25 门，辑录医案 148 则。其中有 10 则医案从叶熙铎的《种蕉山房医案》中辑出。

（五）诊疗特色与学术创新

1. 生克乘侮，善用五行辨治

所谓万物不离五行，叶氏临证常依据五行所属及生克乘侮的变化规律来治疗疾病，在医案中具体应用"虚则补其母，实则泄其子"等治则。例如在"咳喘"篇中，一患者久咳肺虚，脾弱无以滋肺。脾胃为后天之本，气血化生之源，叶氏以补脾生金之法施治，在二陈汤基础上加减，兼用紫菀、款冬花润肺下气、止咳化痰，通过调补中州，充实后天，使气血化源充足，借五行相生之理，以补脾益气的方药补益肺脏。又如"肝气、肝火"篇中，一患者"肾阴不足，上腭干燥；水不涵肝，虚里跳动"，叶氏以滋水涵木、清热疏肝法，通过滋养肾阴以养肝阴，使肾阴充足，肝体自养，从而维持人体正常生理功能。另一则医案中，叶氏从五行角度分析该患者"心火上炎，下吸肾阴，水亏不能涵肝，肝阳上升。心为君火，肝为相火，君相并炎，是二火也。肾孤脏，属水，是一水也"。《素问·逆调论》云"一水不能胜二火"，即肾水不涵肝木，易致肝火，同时肾水不足则水不能克火，导致心火旺盛。叶氏遂以滋水潜阳法治疗此阴虚阳亢之证。再如"痉厥"案中，叶氏认为"厥阴风木，龙雷之火内寄，逆则风阳上升"，厥阴为风木之脏，易从热化，故宜滋阴潜阳为治，效法叶天士的泄木安土法，土败木必乘之，故投以生地黄、当归身、肉苁蓉、煅龙齿等药，木平则风息，风息则痰消，取治病必求其本之意。

2. 风邪立论，临证善用葛根

"风"是中医理论的重要概念之一，涉及病因病机、证候表现、诊治方药、五运六气等诸多方面。对于具有"风"特性的病证，叶氏多从"风邪"立论，书中列举了多例与风相关或以风命名的病证，如风温（风热）、风滞、暑风、风痹、内风等，并指出这些证候多由"风邪"所致。例如，"风邪夹滞，发烧便泻""风湿入络，手足筋脉作疼"等。在遣方用药上，叶氏也多从风邪立论。如在"内风"门中，叶氏指出内风是由于血虚风动，肝血不足，不能濡养筋脉，风邪伤及气血经络，"血不涵肝，肝风内动，乘阳明脉络之虚，按唇口属胃，风动则时向右掣"，故须标本兼治，治疗上采用养血息风法，补中有通，使精血恢复，风平动止。又如"风滞"门中，风邪阻滞，气机不畅，出现发热、头痛、腹胀、便阻等症状，叶氏以葛根与菊花相须为用，解肌止痛、清热透表，并佐以厚朴、大腹皮、枳壳、广陈皮等理气消积、行气除满、标本兼顾。纵观叶氏医案，本书中以葛根为君的医案多达15则，在暑风、湿温、伏邪、泻痢等多方面辨证中均应用葛根。葛根味辛甘，性平，辛能发散，甘而质润生津，具有发散风邪和解热生津的作用。安徽是其主产地之一，其中徽州、黄山地区盛产葛根，当地常将其加工后作为日常食品，如葛粉丸即当地闻名的特色菜品。在新安医籍的记载中，葛根除用于解表退热、生津、透疹、升阳止泻外，还可用于其他病证的治疗，或内服或外用，运用灵活，配伍巧妙。如孙一奎《赤水玄珠》中，葛根配伍白矾治脚汗，配合他药治疗酒疸，用一味葛根内服加外洗治老虎咬伤等。

3. 顾护中土，善用扶土之法

新安"调理脾胃"治法源自李东垣的《脾胃论》。历代新安医家对"调理脾胃"极为重视。关于"扶土"，清代新安医家程文囿在《医述·杂证汇参》中曾言："脾气不健……乱实起于中焦，故乃扶其中焦，但求复我少火之阳。"叶熙钧师承这一思想，在本书湿温病中正式提出"扶土"一词，如"乏力，此劳疽也。从扶土胜湿。"或扶土胜湿，或扶土生金，或扶土和胃，或扶土调气，具体治疗以理脾、健脾、和脾等法遣方用药，常获奇效。

例如，叶氏在治疗"衄"门一案中写道："左，左关弦急，右关亦急……向患鼻衄，今春手足乏力，纳谷不旺。继以感受温邪，寒热咳嗽。今则手心发热，非外感之热也。"本案因气血两亏，气虚失摄，血溢脉外，故见鼻衄；正气亏虚，脾虚生热，非外感之热。叶氏指出，患者力倦神疲，食必择味。脾胃相为表里，脾亏则胃亦弱。故以扶土和胃为法，和脾胃之阴以止鼻衄。方中黑料豆为君，健脾利湿消肿，辅以山药、冬瓜子、冬瓜皮、扁豆衣等健脾利水，白芍、麦冬、石斛、牡丹皮等养阴清热。叶氏在案末强调："希冀神旺力强，虽可加餐，恐病未能去，阴分愈耗，致成童痨，慎之。"若饮食不节，损伤脾胃，也会导致吐血、便血等。

再如，叶氏治疗一患儿"先天不足，前期发热延久，脾肺胃三阴受损，咳嗽晡热，大便燥结，夜不安寐"。叶氏以扶土和阴之品，培补脾胃、养阴生津。并指出，人体体表部位的外在病变，可通过内服药达到治疗效果，正气充实则疮肿自敛，无需借外科诊治。此案体现了叶氏善用补益之法治疗外科虚证，也是其外病内治的典型医案。

4. 用药轻灵，善以轻药愈病

针对疫病流行，以叶桂、郑氏喉科、程有功、叶昶、王学健、程芝田、唐竹轩等为代表的时方轻灵派，注重轻清透气、芳香开窍、甘寒生津、咸寒救液，并将这些方法推广应用于内科杂病的证治中。古人云："制方用药，品数简而重者为妙。"叶氏临证秉承程有功、叶馨谷一脉的用药轻灵风格，主张精简扼要，制方务求稳妥，药量多以钱计，少则以分计。如风热风温外侵，邪热易传经伤津，故用药轻宣，清热散邪而不伤津，此为新安医家用药的特色。叶氏治风温入肺，用药分量不宜过重，以免药力过猛，反致误事。所谓"治上焦风温，非轻不举"，宜清宣肺气，故选用"薄荷八分，桑叶八分，桑皮一钱五分，菊花八分，蝉蜕八分，前胡一钱五分，生草六分，茯苓一钱五分，橘红衣八分，苦杏仁一钱五分"。全方药性平和，散邪的同时不伤阴津。同时，叶氏在治疗温热类疾病时常用鲜品，如"风温"案中用鲜生地黄四钱、鲜石斛二钱、淡竹叶八分、姜汁炒竹茹八分，与他药同煎，肺胃双解，表里兼顾，用药轻灵。此外，医案中亦常以藕节、白茅根、荷叶、荷秆、丝瓜络等轻清宣散之品，多适用于热盛津伤者。

（六）验案举隅

案 1　湿温案

左，阅来病原，由跋涉劳顿，感受风夹湿，咳痰带红，续又发热，食减，舌苔底白，上则焦黄，乃风邪已去，湿温逗留。其呕吐者，因前药误于苦寒，又太于峻补也。治当淡渗和中。

西茵陈一钱五分、半夏曲一钱五分、广皮一钱、沉香曲八分、生苡仁三钱、赤苓二钱、生谷芽四钱、省头草一钱五分、白蔻仁四分。

［按］湿温病是外感病中的重要类别，因新安地区特殊的地理与气候条件，湿温病的诊治在新安医家医案中颇为常见。本病的发生除因外感湿热病邪外，还与脾胃功能状态密切相关。本案患者因受风夹湿，气机不畅，兼见脾胃不和，前医误将其视为积滞，投以苦寒攻下之品，导致脾阳受损，脾气下陷。叶氏以理气淡渗利湿为法，分解湿热，湿去则热孤。方中茵陈为君药，其芳化清香之性，既能导湿热以利小便，又能芳化湿浊之邪出表，善治湿热并重之湿温。半夏、陈皮健脾燥湿化痰，薏苡仁、赤茯苓、白豆蔻等药健脾渗湿。此案堪称湿温病在中焦用药之典范。

案 2　咳血案

左，脉右寸急，始因用力，致阻肺气，复感秋邪，清肃失司，肺气上逆，血随而涌。大便又复加阻，魄门升反，血将吐时，背胀身痛。按背为肺俞，肺朝百脉，肺与大肠相表里。种种见证，非肺而何？拟用清肃，佐以泄热。

鲜生地六钱、丹参八分、丹皮一钱五分、瓜蒌皮一钱五分、瓜蒌仁一钱、鲜石斛二钱、旱莲草二钱、黑山栀一钱五分、元参一钱五分、炙知母一钱五分、炒柏叶一钱。

复诊：据述少腹气上冲胸，胸烦，复又吐血，加盐水炒黄柏八分。

又复诊：左关脉弦，据述午后两颊泛赤，此少阳热升也。加羚羊角一钱、麦冬一钱五分（青黛末染）。

四诊：诸症见愈。从养阴去瘀，以痰中尚带紫血。

大生地四钱、元参二钱、炙知母一钱五分、麦冬一钱五分、丹参八分、丹皮一钱、瓜蒌皮一钱五分、瓜蒌仁一钱、金石斛一钱五分、茜草八分、炙桑皮一钱五分、鲜枇杷叶三钱。

又：案详前方。

细生地三钱、丹皮一钱、北杏仁一钱五分（去皮尖，打）、金石斛二钱、地骨皮一钱五分、炙知母一钱、麦冬一钱五分、瓜蒌皮一钱五分、川贝母一钱五分、鲜枇杷叶三钱、生梨汁一盅。

［按］本则医案记录完整翔实，辨证缜密周到，前后共载五诊。《素问·阴阳应象大论》有云："热胜则肿，燥胜则干。"患者因肺气失宣，大便阻滞，复感秋之燥邪，导致肺失清肃，宣降失司，甚则肺络受损，血随气逆。同时，肺中燥热下移大肠，致使肺燥肠热，腑气不通。古方书有载："上燥治气，中燥增液，下燥治血。"此患者腑实阴伤，宜以清金宁络、养阴生津为治。初诊时，叶氏药用鲜生地黄、丹参、牡丹皮、鲜石斛等一派凉血止血之品，先清热肃肺以救其急。诸症见愈后，继以养阴润肺祛瘀以治其虚。五诊中各有侧重，兼顾其余，可谓善治者也。本案五诊过程中，生地黄、牡丹皮、石斛、瓜蒌自始至终贯穿其中。生地黄性寒，能清热凉血，味甘，可养阴生津，以泄脾胃湿热。牡丹皮行气、活血、化瘀，为血中之气药。二药同用，味苦性寒，清热凉血、养阴生津。瓜蒌甘寒润燥，宽胸散结；石斛甘淡微寒，益胃生津。诸药合用，共奏培土生金、养阴润肠之效。

十二、《汪艺香先生医案》

（一）著者简介与成书历程

汪艺香，名培荪，生于清道光十八年（1838年），卒于清光绪二十六年（1900年），祖籍安徽歙县，自其先祖迁居梁溪（今江苏无锡）后，遂寄籍于此。其父汪致和师从无锡盛巷儿科世医曹伯谦，擅长治疗温病与小儿痧痘。汪艺香与锡邑名医王旭高、张聿青并称"三鼎峙"，医术自成一家，名扬锡、常、苏、澄一带。当地流传"病家要请汪艺香，开了大门等天亮"之说，许多患者赠以"扁鹊前身""俞跗齐名"等匾额，以表感激之情。其门人众多，如邓羹和、龚锡春、陆仲威等，日后皆成为锡澄一带的名医。其子藕生、孙伯蓉皆继承其业。因其在当地影响深远，故锡地有"汪党"之称。自其孙汪伯蓉去世后，家传医术遂绝。

（二）存世版本与藏存状况

《汪艺香先生医案》成书于民国十三年（1924年）至民国二十三年（1934年）间，由黄卓人、黄绍宗、黄蕴华等人搜罗手抄而成。现存南京中医药大学馆藏的线装手抄孤本，卷帙完整，笔迹草楷不一，目前尚无其他刻本或抄本可供旁校。2004年，上海科学技术出版社据此手抄孤本校点刊行《汪艺香先生医案》。

（三）医案风格与后世影响

本书医案说理透彻，分析详尽，论病切中肯綮，将病证与病机有机结合。孟河医家对汪艺香的医术推崇备至。如孟河医派邓星伯在整理马培之医案《务存精要》时，亦收录了汪氏医案。邓氏门人杨博良曾言："是书为马、汪两先生诊治暑湿症之医案……视症之明瞭，方法之灵动，均从经验中得来，宗此立法，无不应手而奏效……为暑湿门中之准绳，不可轻视。"此外，无锡名医张聿青对汪艺香亦崇敬有加。在张聿青《且休馆医案》中，记载其诊治温明远"伏暑"一案时，因病情复杂，张聿青多次与汪艺香商讨，最终定下处方，称"同汪艺香合参方"。

（四）分科范围与主治病种

全书共分四卷，收录汪氏所诊358个医案，未分病种，多无标题。论病以时症温病及疟疾为主，兼及妇儿之病。

（五）诊疗特色与学术创新

1. 重温病，详论伏邪

汪氏自幼承袭家学，对中医经典多有独到见解，能析其精要，明其方治。临证时，常以《内经》理论为指导，书中引用《内经》原文多达三十二次，如"清气在下则飧泄""辛以补之，酸以益之，甘以缓之""形寒饮冷则伤肺"等。同时，汪氏久居吴地，其诊疗风格深受当地医风影响，尤以温病学派为甚，多效法叶天士、薛生白等名家。例如，汪氏对伏气温病有深入研究，详论其性质、病因病机及遣方用药。他提出"夫气主于肺，邪从口鼻而入，内伏而发，名曰伏邪"，指出伏邪具有起伏之势，体虚之人易患，并区分外感与伏邪："夫邪有感，有伏。伏则自内而发，感则从外而入。"汪氏认为伏邪可于不同部位发病，如"伏邪归入少阳，则为寒热交作之正疟；走入阳明，则为不寒但热之瘅疟"。在治疗伏邪时，汪氏多从调理气机入手，常用豆豉、薄荷、杏仁、桔梗、桑叶、牛蒡子等开提肺气，槟榔、枳壳、厚朴、白豆蔻等行气化湿，通过开肺气、通脾阳之法托伏邪外达，避免其逆传或内陷，"苟得大气一展，地气自旋，外邪可徐徐分析，得免内窜宫城等变"。若暑湿为患，暑邪为主时，多以清泄为法，常用豆豉、薄荷、竹茹、益元散等宣散郁热；若"暑居湿下，清之徒然，湿遏热上，开泄为主"，则多用厚朴、杏仁、桔梗等苦辛之品理气祛湿，并以藿香、滑石、辟瘟丹等清热利湿之品化湿清热。

2. 重危症，善治疟痢

汪氏临证常治疗诸多急危重症，诚如序中所言："至危至险之症，一经着手，罔不转危为安，化险为夷，洵我中医界杰出之人才。"其中，他尤其善治各种疟痢之疾。疟痢一病，即古人所谓"疟久不瘥，寒热邪气内传肠胃"，以寒热往来、泻下脓血、赤白相杂，或伴腹痛为主要症状。汪氏对疟痢之疾有着深入的认识，他指出："疟痢之为病，暑湿之根源。暑湿为夏令之邪，疟痢是秋时之病，其为内伏而发，如操券矣。所以始起为疟，继则变痢，经邪因腑之积而益炽，痢症由乎疟病而为逆。痢必有积，疟必有痰。至于里急后重，腹痛窘迫，势所必然；舌苔灰黄，痰黏神昏，理之固耳。"并认为："疟久，寒不栗，热不退，阳明之症，由少阳所归。"而痢疾多有伤阴，由此会产生"心阴伤则夜不寐，肝阴伤则肢震动，胃阴伤则烦而燥，脾阴伤则舌根强"等种种征象。

汪氏在临证时，常遇到各种疟痢的危重证候。如"年近花甲"案中，"夏病秋痢，昼夜无度，竟然口腐呃忒，谷粒不纳，已属危险之至，不堪设想矣"；又如"乳儿未及载半，疼疟已延年余"案中，"思其既进不易外出，所服药饵，苟非直抵病所，安能转危为吉？是故为医者不得不倾心吐胆，搜索枯肠，勉拟一方，以期化险为夷"。再如汪氏治疗"夏令暑湿，至冬而发"的一则医案，患者暑令湿热夹积，交秋不发，及冬而病，始发为疟，后继合成痢，夫痢证根于其病深也。本案已达到严重阶段，表现为腹痛攻撑，里急后重，纳少哕恶，寒热依然。汪氏症脉并参，诊断舌淡黄而厚浊，脉弦而右实，并指出："伏暑必夹湿浊，疟变为痢，最属大忌。疟痢并作，当分新久虚实。"本例患者主要是由日久不愈，邪渐深传，再加上郁怒异常，饮食不慎所致。故投以大剂量行气消痞、和胃导滞之品。复诊时，汪氏指出："大抵下痢之病，当分虚实，实乃腑积欲下，虚则脏液被劫。前以通腑之法得黑垢一次，腹痛随之较减，其为积也，何疑？虽世有先疟后痢为不治之谚，方书谓之经邪入腑，忌逆之象。危也险也。"然而，汪氏并未因其难而束手，再拟一方，消食化积，以图弋获。

3. 重舌脉，四诊并用

《素问·阴阳应象大论》有云："察色按脉，先别阴阳。"中医理论认为，舌脉在临床上的变化，能够客观反映机体正气的强弱、邪气的盛衰、病位的深浅及病邪的性质。汪氏临证尤其重视切脉辨舌，认为人体内在的疾病多从舌脉表现于外，因此舌脉是辨证的关键。他提出："六气为病，望、问、闻、切四字不可缺一。即如此症，脉象舌色各居其半。"汪氏对舌诊、脉诊颇有心得，并对此多有详细论述。例如，他指出："齿垢舌黄，积之据也；脉浮而数，肤灼舌干，可以汗矣。"又如："以脉象参之，左部见弦，右手濡数，弦则似有转疟之势，濡则仍居于胃。"具体而言，汪氏曾诊疗一患者，其"始起寒热似疟，继则变为腹痛下痢，舌色灰黄而干，脉形濡数而实"。汪氏根据其舌脉，判断此乃脾失健运，大肠传导不利，导致湿热积滞于内，互阻不通。他将脉舌症象汇而合参，指出应分消湿滞，方可痢止痛停，二便如常，纳食复旧。再如"瘰疬"一案，汪氏指出，本案辨证的关键在于患者为促脉，促脉为阳甚阴虚之病，咳热痰红而见此脉，由此推断外风入肺，化火内炽。故以清热凉血、润肺止咳为治。又如，一患者"病尚未楚，转加腹撑便泄，形疲力乏"，汪氏诊其脉象，左手弦数，右部濡滑，舌苔薄白，结合呃逆频见、纳食颇减、痰出黏腻的症状，四诊合参，脉症结合，指出："迄今寒热止，而脉见弦数者，肝脏病也；腹撑便泄，火升面赤，是其征也。纳少呃逆乃木克土位，胆脾不能同升，肝胃焉能独降？脉见濡滑者，脾胃病也，便泄数多，纳不能饭，是其征矣。"

4. 重服法，剂型灵活

汪氏选药组方精练，配伍得当，尤其讲究服法。书中以汤剂为主，同时兼用膏、丸、散、针刺及外用等多种疗法。针对不同病证，汪氏灵活运用膏、汤、丸、散等服法，如煎汤代水、粥糊为丸、散汤结合等。丸剂取其缓效，如青囊斑龙丸、荆公妙香丸、大补阴丸、资生丸、竹沥达痰丸等；丹剂则起效迅速，疗效显著，如控涎丹、活络丹、辟瘟丹、封髓丹、无参回生丹等。此外，汪氏常以丸散为汤方导引。例如，治疗"先疟后痢，邪积未去"之症，汪氏宗败毒之意，扶正祛邪，兼顾"泄久伤脾，痢久伤阴"，另以"五谷虫一钱，当归一钱，炮姜炭七分，上於术六分，黄柏五分，煨木香七分，研末"，以米饮为丸，既止泻痢，又健脾和胃。又如治疗"头痛"患者，汪氏认为"头痛偏甚于左者，肝胆风火痰无疑"，遂采用内服汤药与外贴头风膏相结合的方法，外敷方用细辛、川乌、桂心、麝香研末，布膏贴于两太阳穴，内调脏腑，外治局部，标本兼治。此外，汪氏常在疾病缓解期选用膏方调治，膏方兼具补治结合之效。如治疗"肝病及脾，发为腹痛，忽寒忽热，伴有哕吐"之症，汪氏拟膏方为治，既可替代汤药之繁，又可收缓图之效，顾护胃气，脾胃自复，病遂可愈，此与叶天士"王道无近功，多用自有益"之论相呼应。又如一患者"头胀咳嗽，继则吐红梦遗。两进参苏饮，外邪已尽"，汪氏遂拟膏方，通过从中论治、并补三阴之法，使太阴有相生之权，少阴无触阴之弊，脾土生肺金，肾水涵肝木，厥阴亦得平补，实现先、后天同补之效。

（六）验案举隅

案 1　呕吐案

初诊：经停三月，按徐之才逐月司胎，本在足厥阴经。厥阴属肝，肝为木，木能生火，火冲胃浊。例有呕吐、恶食、喜酸等象，辛温杂投，甚至上下血溢。血为阴，阴虚则阳更旺，幸有平木养阴之剂，络和血止，但呕吐仍然，滴水不纳，胶痰频出，通宵不寐，五心烦躁，近日尚用冷水口含，勿含则呕恶连作，竟有风动颈摇，四肢震掉，足冷额汗，气从下升，明是痉厥脱离之险。盖人阴阳有偏必有旺，呕吐一症，本有寒而有热，景岳之神香散为寒而设也，《内经》之诸呕吐酸属热之文也，自入姜蘸，反加血溢，其为热呕明矣。然刻下胃气逆乱，阴液大伤，纯苦又恐格拒，姑仿经旨，甘以缓急，凉以泄热，先示其喜，而后复用苦以降之，寒以清之，未识得线效否。

鲜生地、雪梨、鲜石斛、芦根。

同打汁，温热，先服一半，后送三补丸一钱。

二诊：此病一剂减半，二剂已止，而后扩充前方乃愈。三补丸取其黄柏坚下，则于火不协为患，黄连清肝，黄芩泄胆。后进者，胃虚恶苦是也。不清其下，虽甘寒治胃亦属徒然。四汁法取鲜地、鲜斛养阴，芦根、雪梨滋液。先服者，胃虚喜甘，然后胃气乃降，方可受其苦寒以至下焦也。用汁取其力全，用丸取其过胃方化耳。

［按］本案患者出现呕吐、恶食、喜酸等症状，前医投以辛温之剂，导致上下血溢。虽后以平木养阴之剂和络止血，然呕吐未止，且伴风动颈摇、四肢震掉、足冷额汗、气从下升等痉厥之象。呕吐素有寒热之分，《素问·至真要大论》云"诸呕吐酸，暴注下迫，皆属于热"，此属热证。而《景岳全书》所载神香散，具温中散寒止呕之效。汪氏谨遵经旨，取法试探，拟先以甘缓急、以凉泄热，示其喜而后复用苦以降之、寒以清之，投以鲜生地黄、雪梨、鲜石斛、芦根为汁，温热服之，以养阴生津、滋阴润燥，冀甘守津还。后送

三补丸一钱，取其黄柏坚下、黄连清肝、黄芩泄胆，以清热泻火。复诊时，病情一剂减半，二剂已止，后于前方基础上加减而愈。方中汁类取其清热凉血、养阴力专之效，丸药缓图和胃、清热祛火之功。辨证用药，不拘一法一方，堪称经验之谈。

案 2　小儿惊闭案

小儿蒸变之后，脏腑完备，喜怒自如，其生长犹如草木之欣欣向荣。惟小儿体属纯阳，必得纯阴之乳以配之，草木初栽根浮必得濡润之水以溉之，若曝于日必见枯萎，此小儿受热变经之喻也。年方四周，玉液初断，进谷未久，禀赋之阳，莛倍于阴，概可知焉。是症始闻火惊，继吓锣鸣，夜即身热，误会受寒，褥以羊裘，被以重棉，陡发惊搐，气升痰鸣，四肢不温而面色青灰，六脉沉而微形弦数，两目直视，二便皆窒，呼之不应，饮之不啜，此名惊闭。盖闭乃手少阴之病，惊乃足厥阴之病，惊则气乱阳升，闭则气窒阳伏，惊由热甚生风，闭由火蒙痰蔽，因惊而经络牵掣，从闭而智识全无，惊而神气清澈者方为轻兆，闭在惊厥之后者则为重候。大抵小儿之病，最怕其惊，五脏之疾，心可不犯。历考古人治惊以镇，治闭以开，再清其膈间氤氲之痰热，或可转险为夷，然虽取法圣贤，特恐病似祖鞭矣。

羚羊角、双钩钩、山栀、连翘心、鲜薄荷、朱灯心、石菖蒲、竹黄叶、川贝、胆星、淡芩、龙齿、礞石、至宝丹。

［按］本案患儿因闻火受惊，继而被锣鸣惊吓，夜间即出现身热症状。起初误以为受寒，遂以羊裘褥盖，重棉被覆，导致热不得泄，风势愈盛，最终引发惊闭。盖因小儿乃纯阳之体，阴液易伤，阳热易升，肝风易动，故"陡发惊搐，气升痰鸣，四肢不温而面色青灰，六脉沉而微形弦数，两目直视，二便皆窒，呼之不应，饮之不啜"。案中汪氏已诊为"惊闭"，并对小儿体质及惊闭性质进行了详细论述。本案其证应属火热证，因受惊发病，气乱阳升，气窒阳伏，风胜则动，火蒙痰蔽，故惊搐痰鸣相继出现。本案主要伤及心肝，此亦与钱乙"心主惊、肝主风、脾主困、肺主喘、肾主虚"的儿科五脏辨证体系相契合。急则治其标，先开其闭，再清痰热。汪氏投以羚羊角等清热平

肝，山栀子、连翘心、灯心草等清心除烦，龙齿、礞石、至宝丹等清热开窍，诸药并用，于清热中镇心安神、降泄心火。

第四节　近现代代表性医案类典籍

一、《王仲奇医案》

（一）著者简介与成书历程

"新安王氏医学"又称歙县"富堨王氏内科"，起源于 1820 年，历经父子相袭、兄弟相授、祖孙相承，薪火相传七世，绵延近两百年。由始祖王履中传至王心如，再传王养涵，养涵传子王仲奇。王仲奇为近代新安医学巨擘，将家学传于三弟王殿人、四弟王季翔、侄王任之及子女王樾亭、王惠娱、王燕娱。王樾亭传子王宏毅、王宏殷，王季翔传子王乐匋。王仲奇（1881—1945年），字金杰，晚年自号懒翁，安徽歙县人，出身于著名的新安王氏内科家族，为该家族第四代传人。他年轻时便因擅长治疗感冒和膨胀等疾病而闻名乡里。当时，在仅有两千多人口的村镇中，为满足其需求，同时开设了 8 家中药铺。1923 年，他由徽州迁至杭州，同年秋天又迁往上海。不久，他因擅长治疗内伤杂病而在申江地区声名鹊起，享誉国内外。由于求诊患者众多，他不得不限制每日接诊人数。他常与著名医生丁甘仁一同会诊，被上海医界同仁并称为"丁王"二氏，亦有人将其与名医陆仲安相提并论。他积极参与反对"废止中医案"的抗争活动，并大力支持和捐助抗日救亡运动。当日本侵略势力进驻上海时，他立即宣布停诊，以"懒翁"为号以示抗争。其名被收录于《海上名人传》中，成为当时中国名医之一，被誉为近代新安医家的杰出代表。

（二）存世版本与藏存状况

本书单行本现存一种抄本，藏于上海中医药大学图书馆。其后人据王仲奇门诊处方及子王樾亭、王惠娱、王燕娱和侄王任之随侍王仲奇门诊所遗医案，辑成《王仲奇医案》，后附两篇仲奇先生文章：一篇为 1927 年《丁甘仁医案·序》，另一篇为 1933 年陈存仁编《中国药学大辞典·跋》，收入《新安医籍丛刊》中出版。

（三）医案风格与后世影响

王仲奇先生一生忙于诊务，虽无暇著述，但他为丁甘仁先生的《丁甘仁医案》作序，并为陈存仁主编的《中国药学大辞典》作跋。如今，其后人将其医案资料选编成册，《王仲奇医案》作为《新安医籍丛刊》的重要部分，于1987 年出版发行。他还擅长书法，处方书写工整秀丽，笔墨精湛，深受画家黄宾虹赞赏。如今，王仲奇先生当年的处方手迹、医疗资料等已被视为珍贵的艺术品与文物，珍藏于新安故里及上海中医药博物馆。

（四）分科范围与主治病种

本书共收录病案约 710 则，以内科、妇科杂症为主。其中对中风、肺痨、哮喘等病证的诊治见解尤为精到。强调"处方用药宜精准不宜泛泛"，遣药组方多采用经方、时方与民间单方相结合，擅长辨治温热病。

（五）诊疗特色与学术创新

1. 详辨脏腑，尤重经络

《对山医话》云："治病不难用药，而难于辨证。辨证既明，则中有所主，而用药自无疑畏。"脏腑之表里，气血之周流，无不由经络相沟通。然脏腑之病变，气血之盛衰，亦无不与经络相关联。王氏治病详辨脏腑，处处以经络为依据，阐发脏腑病变机制。王仲奇认为治病之道，需明阴洞阳，用药之法，以酌盈济虚，补偏救弊，将脏腑、经络、气血结合起来，认定病证的指归，求本论治，使刚脏得涵养，木郁可条达。王氏重视脏腑、经络理论，认为脏腑表里，气血周流，无不与经络密切相关。根据经络的循行分布、功能特点和脏腑之间的相互联系，分析归纳判断出疾病的部位，从而确定病因病机。经络辨证以经络理论为指导，以经络学说追本溯源，阐发脏腑病变机制。王氏认为脏腑经络的病理变化是疾病发生发展的基础，是辨证论治的核心。

2. 酌盈济虚，明阴洞阳

阴阳五行，参伍错综，迭相为用。气有偏胜，故理有扶抑。其间轻重疾徐，酌其盈，济其虚，补其偏，救其弊，审察乎毫厘之际。这是王仲奇学术思想的基本观点。王氏所说的"酌盈济虚"，主要是针对"气有偏胜"而采取的扶抑措施。例如"席某，形瘦容黄，面浮足肿，脐下少腹膨胀，按之软而不坚，脉濡弦"案中，王氏诊曰："清阳单薄，脾元委顿，机运不为灵转，气化阻滞不行。"判定："此非实胀。"方用川桂枝、连皮茯苓、广陈皮、於白术、白蔻壳、佩兰、川椒目、泡吴茱萸、桑白皮、淡姜渣、路路通等。此案病由咳嗽而来，有病先起处及肿胀之甚部，乃属手太阴肺之治节不利，足太阴脾之清气不升而下流，虚气留滞，肺、脾二脏之气结而不行。故王氏不见胀治胀，从两太阴治，以温阳、运脾、化气法，避免了"无物可荡而强荡之，则阳愈微，脾愈困"。诚为对症之方，而输化之机自愈。

3. 药性专长，切合病情

仲奇制方推崇徐灵胎"药性专长"之说，注重选择针对性药物，或以单方参入复方，或时方、经方并蓄。如治胃病，用瓜蒌薤白半夏汤合左金丸。取单方力专而厚，因药"各有功能，可以变易血气以除疾病，此药之力也"，犹如劲兵，专走一路，则足以破垒擒王。辨证用之，每收良效。治脾胃病、脘腹痛诸疾，王氏善用法半夏，取其引阳入阴，发脾土之阳气，由阳而化阴，以和胃而通阴阳。如"帅某脘中时或作嘈如饥，食即安适，不食则难过殊甚，或如击伤，夜卧则觉有气串动，忽上忽下，大便溏，嗳气泄气则舒，脉弦滑"案，王氏诊为"肠胃并病"，认为治当两顾。一诊后"脘中作嘈难过业已舒适，肠府逆气串动亦见平伏"。二诊后病即愈。方中即以法半夏为君药。王氏曾在程门雪用调理脾肾法治疗慢性泄泻的处方上批语："此方可服，再加蛇含石四钱"。原为屡服无效的方子，仅加一味药，多年宿疾竟愈。由此，程门雪深慕王氏医术之精通。王氏既注重药性专长，又能辨证立方；既守法度，又不拘泥。

4. 强调炮制，注重剂型

王仲奇认为，中药炮制历史悠久，经验丰富，是中医用药的鲜明特点，也是中医药学的一大特色。医药不可脱节，医要知药情，药需知医用。中药质量的优劣直接关系到临床应用的安全与疗效，炮制技术的改进和完善有利于将中药的优势发挥到极致，引药入经，从而提高临床用药效果。王仲奇临床注重药物剂型变化对疗效的影响，精通药物炮制理论，或以脚注，或以前缀书于处方。此外，他认为疾病的缓急和证候的表里不同，需根据具体情况进行辨证施治和对症处理。因此，对于剂型的要求也各不相同。同一种药物因剂型和给药方式的不同，会产生不同的药效。合理且恰当的剂型可增强疗效并减少不良反应。剂型包括膏、丹、丸、散、煎、饮、汤、液等，每种都有其特定的意义和用途。

（六）验案举隅

案1　中风案

汪作翁十一月初四日。肾主精髓，脑为髓海，肾脉趋足心入跟中、络于舌。肾藏精髓有亏，脑力为之不赡，宗脉失所荣养，头脑眩晕，记忆善忘，举为喑痱，此精气内夺尚未至于厥，然喑痱宜预防也。淡苁蓉三钱，金钗石斛三钱，潼沙苑三钱，牡蛎（煅先煎）三钱，龙骨（煅先煎）三钱，龟板（炙令焦黄先煎）六钱，覆盆子三钱，远志肉（炙）一钱二分，怀牛膝（炒）二钱，甘枸杞（炒）二钱，金毛狗脊（炙）二钱，楮实子二钱。二诊，十一月廿三日。精髓内亏，脑力不安，作强弗强，虚阳浮动，为头脑眩晕、举步浮荡、记忆善忘、语言滞涩。前拟填下强阴，颇觉安适，胃纳亦健，弦脉较和。仍守原意为之。淡苁蓉三钱，金钗石斛三钱，潼沙苑三钱，怀牛膝（炒）二钱，何首乌（制透）四钱，远志肉（炙）钱半，金毛狗脊（炙）二钱，川杜仲三钱，楮实子三钱，覆盆子三钱，龙骨（煅先煎）三钱，牡蛎（煅先煎）三钱，鹿角胶（水炖化冲）二钱，龟板胶（水炖化冲）二钱。三诊，嘉平初二日。精气较复，宗脉渐荣，眩晕已安，步履稳健，语涩较利，记忆稍强。议膏方调理之。山萸肉（去核净）二两，淡苁蓉二两，潼沙苑二两，大熟地二两，金钗石斛二两，怀牛膝（蒸）二两，石决明（煅）二两，楮实子二两，巴戟天一两，菟丝子二两，覆盆子二两，金毛狗脊（炙）二两，甘枸杞（炒）二两，野料豆二两，女贞子二两，牡蛎（煅）二两，龙骨（煅）二两，小红枣三两，龟板胶一两，鹿角胶一两。上药入铜锅内，慢火熬透，去渣取汁，将二胶烊化和入，加金樱膏十两收膏，每早、晚开水冲服一羹匙。四诊，正月廿七日。填下强阴，头脑眩晕、举步浮荡、健忘、语涩皆渐见愈，但精血内亏难成，拟原意制膏补摄之，防喑痱于未然。山萸肉（去核净）二两，淡苁蓉二两，潼沙苑二两，大熟地四两，金钗斛二两，怀牛膝（蒸）二两，远志肉（炙）二两，楮实子，巴戟天一两，菟丝饼二两，覆盆子二两，金毛脊（炙）二两，龙骨（煅）二两，小红枣三两，龟板胶一两，鹿角胶一两。上药（除两胶）入铜锅内慢火熬透，去渣取汁，将两胶烊化和入，加金樱膏四两收膏，每早、晚开水冲服一羹匙。

［按］《素问·脉解》有云："内夺而厥，是为喑痱。"中风一证，其发病"如暴风之疾速"，且症状上多表现为喑痱之象。本案证属喑痱，具体症状包括眩晕、记忆力减退、步履蹒跚、语言表达不畅等，实为"中风""偏枯"之征兆。肾主精髓，脑为髓之海。患者气血两虚，升降失常，下元亏虚已显，故见头脑眩晕、记忆减退、步履不稳等症状。治疗上，王氏以"治未病"为原则，重在滋补肝肾、潜降风阳。方中选用肉苁蓉、金钗石斛、潼沙苑子、牡蛎、龙骨、龟甲等药物，以填精益髓、养血安神；辅以怀牛膝、甘枸杞子、金毛狗脊、楮实子等，补肝肾、强筋骨；另用远志肉、覆盆子等安神定志。诸药合用，上下兼顾，使肾精得充，症状得以缓解。治疗过程中，王氏根据患者病情变化，适时调整方剂。三诊时，患者症状明显好转，遂改用膏方调理，以固本培元，巩固疗效。至四诊时，患者病情基本恢复，继续以原方制膏补摄固本，以防病情反复。

案 2　外感热病案

冼某，伏湿兼滞，发热恶寒，头重胀痛，目眇不起，肢体筋脉作酸，胸脘痞闷，欲作呕恶，腹痛溏泻，不得安眠，脉滑稍数。病经五日，速以宣和。佩兰9g，藿香3g，青蒿9g，白豆蔻3g，白蒺藜9g，蔓荆子9g，威灵仙6g，鬼箭羽9g，法半夏4.5g，茯苓9g，陈枳壳4.5g，橘叶6g。二诊，寒热、呕恶、溏泻业已见愈，夜寐稍安，唯头脑颠顶仍觉重而胀痛，肢体筋骸作酸，胸闷心悸，腹中仍痛，脉濡弦，仍以宣和。佩兰9g，藿香3g，石菖蒲3g，茯苓 9g，白蒺藜 9g，蔓荆子 9g，炒续断 6g，鬼箭羽 9g，桑寄生 9g，海桐皮 9g，陈枳壳 4.5g，橘叶 6g。

　　［按］本案患者因伏湿兼滞，湿邪阻滞中焦，故出现发热恶寒、头重胀痛、肢体筋脉作酸、胸脘痞闷、腹痛溏泻等症状，影响脾胃运化功能。治疗以宣通肺气、和解表里、调和营卫为主。方中佩兰、藿香芳香化湿、醒脾开胃、发表解暑；白蒺藜、蔓荆子疏散风热、清利头目；威灵仙、鬼箭羽通经活络。二诊时，寒热、呕恶、溏泻症状已有所缓解，湿邪、郁气有所减轻。但头脑颠顶仍觉重胀痛，肢体筋骸作酸，胸闷心悸，腹中仍痛，表明湿邪尚未完全祛除，肝气郁结仍需进一步疏解，故仍用宣和法以固其效。

二、《程门雪医案》

（一）著者简介与成书历程

　　程门雪（1902—1989 年），字九如，号壶公，江西婺源人，出身于富裕之家。他自幼聪颖好学，15 岁开始学医，启蒙老师为当时在上海行医的汪莲石。汪莲石精通《伤寒论》，擅用经方，用药偏于辛燥，声名显赫。程门雪初入医门，以其聪慧颖悟之资，深得老师青睐与心传，尤对治疗伤寒有深刻体会，由此形成了他行医初期用药迅猛慓悍、大刀阔斧的风格。后因汪莲石年事已高，诊务繁忙，无法悉心授业，遂将程门雪引荐给孟河学派医家丁甘仁。丁甘仁推崇叶天士、薛生白的温病学说，临证用药以平淡轻巧见长。1916 年，丁甘仁在谢利恒、夏应堂等同道支持下，创办了上海中医专门学校与广益中医院。程门雪入学就读，成为该校首届学生。丁甘仁主张读书与临床相结合，要求学生贯通古今，融理论于实践，这对程门雪产生了深远影响。1921 年，程门雪以优异成绩毕业后留校任教。1935 年起，他脱离教职，专注临床，自设诊所开业。中年以后，程门雪治学愈发勤奋严谨。临证之余，他反复精读《伤寒论》《金匮要略》等经典著作，尤对叶天士医案各版本深研并多次点评，且博涉古今医籍，采撷临证名方，学以致用。程门雪读书时常边读边诠释按评，或赋成歌诀背诵，或编成讲义授徒。他将自己的书斋命名为"书种室""晚学轩"等，意在激励自己勤奋好学，至老不倦。

（二）存世版本与藏存状况

本书收录了程门雪1932年至1971年间的临床诊疗验案，由上海中医学院（现上海中医药大学）负责编写，并协同龙华医院组织力量整理而成。

（三）医案风格与后世影响

程门雪一生著述颇丰，已出版的有《程门雪医案》《金匮篇解》《伤寒论歌诀》《校注未刻本叶氏医案》《妇女经带胎产歌诀》等。他曾任上海市第十一人民医院中医科主任、上海中医学院（现上海中医药大学）院长，并先后担任上海中医学会主任委员、华东血防九人小组成员、上海市卫生局顾问等职，还当选为第二、三届全国人大代表。在担任上海中医学院院长期间，他对中医现代教育事业作出了较大贡献。程门雪提倡"学习中医首先要做到继承，没有在继承上狠下功夫，就谈不上整理发扬"。因此，他要求学生多读经典医著，随师临诊抄方、书写脉案，理论联系实际，学以致用。在教学上，他主张古为今用、百家争鸣、不拘门户之见。

（四）分科范围与主治病种

本书共收录168个病案，所选病案大多为内科常见病、多发病，以及妇科、儿科等领域的病例，包括一些疑难重病案。这些医案记录完整，疗效显著，理、法、方、药井然有序，深受临床医师喜爱。

（五）诊疗特色与学术创新

1. 精研经典，提出中风为"经络间病"

程氏认为中风病是经络间病，在病因病机上，外风侵袭或内风煽动，均可引起三阳、三阴经络不和，导致口眼㖞斜、舌强言謇、半身不遂等中风之证，皆与经络相关。经络内连脏腑，外通肢节九窍，外风可由经络内入脏腑，治法应扶正和营卫，祛风散寒湿，方药如黄芪桂枝五物汤、蠲痹汤之类；内风亦可由脏腑外延至经络肢节九窍，形成内风，其治疗可分"重镇、清滋、腻补三法"。重镇者，平其逆上之气火，如金、石、介类兼收并用以平其冲逆之势；清滋者，清火滋阴以降虚火，用方如二至丸、生脉散、大补阴丸之类；腻补者，清滋之后当用血肉有情、重质厚味之阿胶、鸡子黄之类固精益血，以图其本。中风病变总不离经络病变，经络病变是中风的重要病理机制。因此，对中风病而言，经络论治贯穿治疗的始终。

2. 临证稳健，提倡复方多法

程门雪在临床实践中广泛吸收各家医学之长，并结合古今方剂药物，处方设计简洁明了，用药精准恰当。此外，程氏常治疗长期难以治愈的复杂疾病，面对患者虚实寒热错杂、病情复杂的状况，制定了一套"复方多法"的综合治疗方案。"复方多法"是将多个成方组合起来，选取每个方剂的主要药物，结合温散、疏化、宣导、渗利、祛瘀、清利等多种治疗方法，根据病情的主次和标本关系进行加减变化，综合运用攻补和寒热的治疗方法。程门雪深谙伤寒和温病的理论精髓，对热病治疗常依据其标本缓急，稳健进退，自出机杼。如对于本虚标实的各种杂病，程门雪常依据其邪正进退情况遣方选药，注重治疗步骤和方药变化。如中风证治分为四步用药，以开关、重镇药，急则治其标；以清滋、腻补药，缓则图其本。对内风尤重豁痰通络、宣通机窍，如虚实互见者则以健脾益气为主，以化痰泄风为佐使；内闭外脱者，则以参附汤或生脉散为主，配合羚羊角、至宝丹、导痰汤同用。

3. 论治疾病，明辨标本

《素问·标本病传论》曰："知标本者，万举万当，不知标本，是谓妄行。"在程氏临证诊疗中，明辨疾病并制定先后缓急的治疗方法，是其一大特点。例如，对于痛经患者，经前常出现少腹拘急疼痛，经血颜色偏黑且伴有血块，属于气滞血瘀型痛经。程老在治疗时，根据月经周期的不同阶段采取相应措施：经期主要采用疏肝理气的方法缓解症状；非经期则着重益气养营，并辅以调气活血的药物进行治疗。再如产后头痛、腰痛，因长期血虚导致正气不足，患者更易受外邪侵袭。风邪上扰头部可致头痛，下侵腰部则引发腰痛。程老遵循李东垣的学术思想，主张"治风先治血，血行风自灭"，注重养血行血、通行血脉以散风邪，补肾通经以固本培元。

4. 用药轻灵，精于配伍

程老师从丁甘仁，用药轻灵，配伍严谨，并在配伍与炮制方面严格把控药性，提倡宜轻不宜重。例如，治疗湿热互结时，程氏以轻药宣气，使气机通畅，气化则湿化，常用药物如杏仁、豆蔻、橘皮、桔梗、藿香、佩兰、厚朴等。在咳喘案中，初诊用药量最轻者三分，最重者四钱，总量不过一两，可谓轻灵至极。程氏不仅用药剂量轻，且药味简洁，配伍精当。如治疗风温邪热在肺胃气分者，常用金银花、连翘、豆豉、栀子等清透轻宣之品；治疗湿温上焦气窒者，则多用橘皮、朴花、豆蔻壳、佛手花、郁金等芳开轻宣之品。其使用小青龙汤治疗风寒表邪时，因桂枝用量较小，发汗力不强，故可不用芍药监制；桂枝的用与不用视寒邪轻重而定；五味子与细辛同用，一张一敛，以助开阖。细辛、五味子、干姜的剂量常为三至五分，亦取"上焦如羽，非轻不举"之意，即治疗肺部疾患的药物用量宜轻。

（六）验案举隅

案 1　不寐、心悸案

姚某，女，45 岁。1955 年 2 月 3 日初诊。不寐胸闷，心悸不安，时噫，纳食不香，苔薄脉濡。和胃安中法治之。制半夏 6g，北秫米 6g（包煎），炙远志 3g，云茯苓 9g，广陈皮 4.5g，砂仁壳 2.4g，紫苏梗 4.5g，豆蔻壳 2.4g，佛手柑 4.5g，炒谷芽 9g，炒麦芽 9g。二诊：不寐、胸闷、心悸较前减轻。仍从原法出入，续进以治。制半夏 6g，北秫米 9g（包煎），炙远志 3g，佛手柑 4.5g，云茯苓 9g，白杏仁 9g，豆蔻壳 2.4g，煅瓦楞子 12g，生薏苡仁 16g，广陈皮 4.5g，紫苏梗 1.5g，炒谷芽 9g，炒麦芽 9g。三诊：不寐、心悸、胸闷时噫均已见安。仍从原方加减治之。制半夏 4.5g，北秫米（包煎）9g，炙远志 3g，炒枣仁 9g，云茯苓 9g，白杏仁 9g，豆蔻壳 2.4g，生薏苡仁 12g，瓜蒌皮 9g，枳壳 2.4g，炒竹茹 4.5g，佛手花 2.4g，煅瓦楞子 12g，淮小麦 12g，炒香谷芽 12g。

［按］本例中，患者出现不寐、心悸、胸闷噫嗳及纳谷不香等症状。程老依据中医理论"胃不和则卧不安"的诊断原则，认为这些症状源于胃的功能失调。具体而言，程老指出胃不和可能涉及多种情况，如胃内有湿热、痰浊、积滞或肝胃不和等。因此，治疗上需针对具体情况进行辨证施治，同时兼顾各方面问题。在治疗过程中，程老选用半夏秫米汤和温胆汤以调和胃府、化痰湿，从而达到治疗效果。此外，他还使用杏仁、豆蔻、薏苡仁等药物宣

通三焦，辅助调气和胃、养心安神。对于《金匮要略》中提到的瓜蒌薤白汤，程老常以瓜蒌皮、枳壳、紫苏梗、郁金、生紫菀、旋覆梗等药物替代，以避免薤白辛臭之气。

案 2　胃脘痛案

黄某，男，26 岁。1958 年 7 月 7 日初诊。神疲肢倦，痛不舒，大便间行，胃纳不香，泛泛欲恶，舌苔根腻前薄。脾虚则健运无权，胃虚则降浊失职，先拟调和脾胃。炒潞党参 4.5g，炒白术 4.5g，云茯苓 9g，煨益智仁 3g，广陈皮 4.5g，砂仁壳 3g，制半夏 4.5g，煨木香 1.5g，土炒白芍 6g，左金丸 1.5g（吞），大枣 3 枚。四剂。二诊：调和脾胃，尚觉合度，诸恙较减，再以原方出入。炒潞党参 6g，炒白术 4.5g，云茯苓 9g，炙甘草 2.4g，制半夏 4.5g。广陈皮 4.5g，砂仁壳 2.4g，焦白芍 6g，左金丸 1.8g（吞），炒香谷芽 12g，大枣 4 枚。六剂。三诊：诸恙渐和。昨感暑邪，泛恶甚剧，胃纳不香，肢体乏力。转用芳香宣化，暂治其标。藿香梗、佩兰梗各 4.5g，制半夏 4.5g，广陈皮 4.5g，云茯苓 9g，砂仁壳 2.4g，豆蔻壳 2.4g，佛手花 2.4g，左金丸 2.1g（吞），采云曲 4.5g，炒谷麦芽各 9g。四剂。四诊：泛恶已瘥，胃纳渐香，神疲乏力，小溲频多。再拟标本同治。北沙参 9g，藿香梗、佩兰梗各 4.5g，制半夏 4.5g，广陈皮 4.5g，砂仁壳 2.4g，左金丸 1.5g（吞），佛手花 2.4g，炒香枇杷叶 9g（去毛包煎），炒谷麦芽各 9g，茯菟丸 9g（包煎）。五剂。

［按］本例患者脾失健运，胃气不和，故先以香砂六君子汤调和脾胃，左金丸治其泛恶。其中，白芍与左金丸中之吴茱萸相配，以止其痛；木香与左金丸中黄连相配，以实其大便。此左右逢源之法，乃程老常用之配伍。因苔腻有湿，甘能壅中，故初诊未用甘草。至三诊时，患者新感暑邪，遂转用芳香宣化之法，急则治其标。暑伤无形之气，湿胜则困脾，热盛则耗气。患者本已气虚，尤须以补气为治本之法，故继用沙参以益气养阴（前二诊原用党参补气，因感受暑邪后温热未清，故退而改用沙参），标本同治。

三、《程氏内科医案》《程氏外科医案》

（一）著者简介与成书历程

程六如（1904—1985 年），字冷菴，号乐贤，歙县石门人。毕业于浙江千金中医传习学校，师从沈懿甫先生。26 岁学成归乡，于休宁榆村开设诊所，1936 年 10 月 19 日迁至屯溪。1935 年，受聘为上海《光华医药杂志社》特约撰述员，在中医存废之争、中医教育及卫生保健等领域见解独到，毕生致力于中医药事业。《程氏内科医案》第七册第二页记载，程氏曾与程道南、毕成一两位同仁商讨会员证审定及《中医月刊》编辑事宜。1936 年，程氏主编《徽州日报》之《新安医药半月刊》创刊，此为迄今发现的民国时期新安医家学术交流的唯一正式报刊，对传承弘扬新安医学贡献卓著，至今仍为徽学及新安医学研究者所重视。程氏所处时代，中西医之争愈演愈烈。其著作既体现对中医传统的继承与发展，亦反映西医影响及对国家命运的深切忧虑。《程氏内科医案》第五册第二页载萧继宗为《中医月刊》创刊题词："当从祖先遗存之技艺中钻研、发掘、发扬光大。若仅因其形式不甚科学便盲目攻讦、摧毁，实为不可宽恕之过失。""抗战时期，中医师责任重大，除协助政府开展防疫工作外，更应于后方……施以义诊，此乃中医师于非常时期恪守本职、尽忠报国之举。"《程氏内科医案》第二册第二页及《程氏外科医案》第三册第二页，程氏简述并颂扬了同乡汪定生先生悬壶济世数十载、救治众多的事迹，虽与医案无直接关联，却显其敬仰之情。《程氏外科医案》第二册第二页所录诗句"好花常令朝朝魂，明月何妨夜夜圆""不是禅家闻笔墨，才人影子美人魂"等，皆为程氏生活感悟，亦见其文人情怀。书中另有一些毛笔涂鸦，疑为其后人所为。程氏早年以疡科闻名乡里，后兼通诸科，著书立说，医理精深，内外兼擅，尤能彰显新安医学特色。此次《程六如医案》得自歙县程氏后人，封面有朱笔题"程六如国医诊疗所"字样，未曾刊行。

（二）存世版本与藏存状况

现存《程氏内科医案》六册包括《程氏内科医案》第一册至第二册、第四册至第七册，第二册又名《甘露台医案》，第四册又名《程氏医案》，第六册

又名《冷菴医案》；《程氏外科医案》二卷包括《程氏外科医案》第二册（又
名《冷菴医案》）、《程氏外科医案》第三册。其中内、外科医案各缺失一册，
系程氏后人收藏中不慎遗失，至今未见。

（三）医案风格与后世影响

全书按照时间顺序进行排列，每案一般有月、日的记载，偶有 1936 年的
记录，当为程氏 1936 年及其前后的病案记录。每案以患者姓、所在村和处方
时间为题，遣方用药多为 9～12 味，理法方药完备，对药物的炮制描述详细，
医案资料较为完整。

（四）分科范围与主治病种

全书共计 903 则医案，分内外科随诊随记，涉及内外妇儿诸科病证，对
于伤寒、温病、时疫俱有心得，方药刀针俱精。

（五）诊疗特色与学术创新

1. 治内科，扶土和中，导滞退热

中医理论认为，脾胃为后天之本，主运化水谷精微，乃气血生化之源。
程氏秉承《内经》"人以水谷为本"之宗旨，在治疗内科疾病时，注重调摄
脾胃，始终顾护正气，避免使用寒凉之品损伤脾胃之气。这一理念充分体现
了中医治疗的核心原则，即以人为本、整体观念和辨证论治。尤其对于小儿
疳积、疳积成胀、疳积化热等证，程氏根据小儿"脏气清灵，随拨随应"的
特点，常投以清疳汤，消补并施，扶土和中。用药多选质轻味薄之品，如蝉
蜕、薄荷、金银花、枇杷叶等，常配伍神曲、麦芽、莱菔子等消食除滞之物。
此类药物既能鼓舞脾胃之气，又因苦味不甚，易于小儿接受。食消则脾自
健，脾健则食不积，积化则疳自除，此即"补中寓消，消中有补，补而不滞"
之理。

2. 治外科，托里解毒，内外同治

程氏善用托里化毒之法，医案中记载其治疗痈疽、疮疡、发背、搭手、
下疳等外科病证，其中不乏急危重症。凡遇久病正虚、出脓不多，或毒势未
消、有内陷之忧，或脉细、气短无力等症，程氏均予补托化毒治之。如《冷
菴医案》载："倪千金台，风热袭入少阳之经脉，阻于耳窍，引动湿热，至今

左耳一带发为瘰核。破流黄水，痛痒相并，甚至耳根红肿，耳流水。此风热未清，湿火未解，治当清泄少阳以息风热而解湿火，此为究本穷源治之。"治以薄荷尖18g，牡丹皮18g，天花粉6g，赤茯苓9g，杭甘菊18g，夏枯草6g，焦山楂衣18g，薏苡仁9g，冬桑叶18g，连翘衣18g，炒黄连30g，炒黄芩3g，鲜荷叶包益元散9g。程氏认为，外科疾病的发生多与脏腑功能失调有关，脏腑内在的病变可反映于体表，而体表的毒邪亦可通过经络传导影响脏腑，故宜辨阴阳气血之有余不足。尤其对于儿童，服用汤药多有困难，因此，在疾病早期或病情较轻时，程氏常施以腐蚀药物、刀针，使脓毒外泄，同时内服清利解毒之汤药，内外同治，以达祛邪外出、不伤正气之效。

3. 治妇科，以肝为用，调畅为本

程氏治疗妇科疾病，多以肝为关键。肝体阴而用阳，是脏腑气血运行的枢机，对调节脏腑气血阴阳的相对平衡起着重要作用。肝肾同源，故病起于肝、肾，累及心、脾，多为本虚标实，虚多实少。程氏指出，若肝血不足，则木失涵养，厥阴气逆犯阳明，阳为胃之所司，土则受克，饮食水谷化为浊饮，积聚成郁，于是发为肝胃气痛之证，多从肝胃论治。若妊娠肝胃气逆，腑气不宣，治当调和肝胃而疏腑气；若妊娠胎气不和，腑失通畅，法当安胎以疏腑气；若妊娠肝气逆郁，胎气不和，平肝气则胎元自安；若妊娠肝胃气痛、呕吐，治以辛温疏气和中。

4. 治儿科，善用消法，清法见长

消法自古有之，《素问·阴阳应象大论》云："中满者，泻之于内……其实者，散而泻之。"即通过"消""散"之法祛除体内有形或有余之实邪。小儿脏腑稚嫩，血懦气弱，体疏神怯，故在治疗小儿疾病时，有"夫补者人所喜，攻者人所恶"之说，时至今日，仍存在"喜补恶攻"的观念。程氏遵循钱乙《小儿药证直诀》中的消乳法、消痞法、消胀法等诸多"消法"，临证审明疾病轻重而用之，主张补脾养气以调其本，清热消积以治其标，权衡轻重，标本兼治。若小儿身热咳嗽痰核，多以宣肺消痰利气为治；若小儿食积化痢，治当消食除痢；对于小儿食积导致的发热，发热是病之标，食积是病之本，若独清其热，热退而复起。程氏标本兼顾，表里双解，用药不仅疏风

解表，亦清热化积。小儿脏腑稚嫩、形气未充，肺常不足易外感六淫，脾常不足易内伤乳食。又因小儿稚阴未长、稚阳未充，寒温、饮食均能导致热证。程氏临证治疗小儿病多以外感六淫和内伤饮食为主，尤以清法见长，相关治疗医案达130余则。《素问·至真要大论》言"热者寒之，温者清之"，程氏分类施治，热在气分则清气，热在营分则清透，热在血分则清散；热在上焦则清宣，热在中焦则清泄，热在下焦则清利。如治疗外感热病、春温、痢疾、麻疹、口疳等病证时，多表里双解，祛邪不伤正，扶正不腻滞。若小儿白喉阴虚火旺，治以清肺汤滋阴清肺、解毒利咽；若小儿身热咳嗽，以消痰利气、清肺退热为治法；若小儿麻后余毒口疳，法当清肺解毒；若小儿湿热痢疾，多以黄芩汤加减清热除痢；若小儿患面游风，以普济消毒饮清热解毒、疏风散邪。

（六）验案举隅

案1　疟疾案

邓，六月初二日诊。小孩身热发烧，有如疟疾之象，牙龈腐烂，脉数苔白，法当以双解。清炙柴胡五分，蜀漆二斤一钱，青蒿一钱半，炒黄柏五分，煨草果八分，丹皮二斤一钱，益元散一钱半，焦山栀八分，炒知母一钱半，白芍一钱，赤苓一钱半，车前子一钱半，煨山豆根二钱。

六月初四日诊。小孩连发疟疾数次，遂致牙龈腐烂，前用和解已效，仍以前法加减可也。鳖血拌炒柴胡五分，绵茵陈二斤一钱，炒黄柏五分，槟榔一钱，常山苗一钱半，煨草果二斤一钱，青蒿梗一钱半，生鳖甲一钱半，甜茶五分，炒知母一钱半，白芍一钱，六一散一钱半，赤苓一钱半。

［按］《素问·生气通天论》云："夏伤于暑，秋必痎疟。"《内经》认为，疟疾的主要病因病机为"痎疟皆生于风……此皆得之夏伤于暑，热气盛，藏于皮肤之内，肠胃之外，此荣气之所舍也"。小儿因暑热反复发作疟疾，身发热，肺卫津液耗损，暑热由表入里，伤及肠胃。大肠经与胃经上承上下齿龈，故致牙龈腐烂。邪气由卫入内，半表半里间阴阳交争，不得外泄，法当表里双解以治之。首诊以柴胡、青蒿、草果与蜀漆相配，截疟除热；知母、

黄柏、白芍、牡丹皮相伍，凉血养血、滋阴清热；山栀子、赤茯苓、车前子导热下行，给邪以出路，使热从小便而出。二诊在首诊基础上，将清炙柴胡改为鳖血拌炒柴胡，去蜀漆、牡丹皮、山栀子、车前子、山豆根，加鳖甲、茵陈、槟榔、常山苗、甜茶，更专于滋阴清热截疟。纵观两则医案，程六如在诊疗过程中，先用大量清热解毒之品以解牙龈腐烂之急症，首诊见效后，再改用滋阴截疟之剂以拔除病根。

案 2　身热咳嗽案

岭脚，汪，七月十六日诊。婴儿身热悠烧咳嗽，此为暑热熏蒸于肺胃募原之间，法当清轻透达。车前子二斤一钱，苦杏仁一钱，桑白皮八分，西菖蒲三分，薄荷尖八分，浙贝母一钱，丹皮一钱，前胡八分，枇杷叶一个，姜汁炒川连三分，瓜蒌皮一钱，天花粉二斤一钱，生石膏一钱，银花二斤一钱。

［按］肺主表，司腠理开阖；胃主收纳、腐熟水谷。肺与胃共同调节气机升降与津液输布，且二者生理特性皆喜润恶燥。故暑邪侵犯人体，首伤肺胃之阴。婴儿感受暑热，邪气熏蒸于肺胃募原之间，以致身热、咳嗽等，此即小儿夏季热。夏季暑热之邪侵袭肺卫，肺失宣肃，肺气上逆则发为咳嗽；又因肺与大肠相表里，暑热之邪由肺入大肠与胃，停驻于胃肠募原之间，故"身热悠烧"。婴儿脏腑稚嫩，治宜清轻透达、鼓邪外出。暑热致病易伤津耗液，方用西菖蒲、姜汁炒川连、瓜蒌皮清热生津；且虑其津液耗伤日久恐变痉厥，于方中加入生石膏清热，牡丹皮凉血，车前子利水清热、导热下行；桑白皮、浙贝母、天花粉、苦杏仁、枇杷叶清肺润肺、止咳平喘；薄荷尖、前胡、金银花等清轻透达之品清热祛风、疏散风热，使暑热有外达之机。

本篇从著者简介与成书历程、存世版本与藏存状况、医案风格与后世影响、分科范围与主治病种、诊疗特色与学术创新、验案举隅、创方举隅七个方面展开，共选取 20 位医家的 23 部医案进行梳理，涉及伤寒、温病及内、外、妇、儿等各科。新安医家提出诸多学术观点和理论创见，涵盖病因病机、辨证诊断、治法方药及药性药效等各个方面，展现出丰富多样的遣方用药临床风格。这些既蕴含新安医派的学术共性，又实现了家族传承与学术传承的有机结合。他们通过对中医经典的继承创新、兼容并蓄及灵机活法，彰显出独特的学术价值和临床意义。

第三章

新安医学医案类典籍
的文化考察

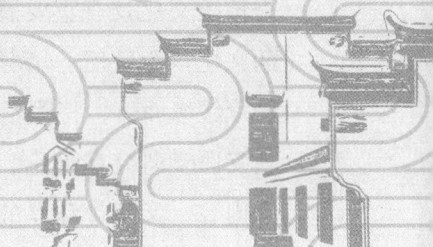

中医学作为中华优秀传统文化的重要组成部分，具有"亦科亦文亦哲"的显著特征。新安医家深受中华传统文化熏陶，秉承"格物致知"的思维传统，以穷理明道为根本，运用科学方法积极探索和阐发医学新知。他们不仅具备高尚的医德，更致力于医术的精进，始终以"医术精益求精，待人仁心至诚"为根本准则，全心全意为百姓服务。明代徽籍文学家汪道昆（1525—1593 年）在《医方考引》中曾指出："今之业医者，则吾郡良；吾郡贵医如贵儒，其良者率由儒从业。"清嘉庆十五年，休宁籍人士汪滋畹在为御医汪必昌《聊复集》作序时写道："新安人多能医，亦多知医，凡能以术显者，必其立身不苟，又岂仅以术言也哉。"新安医学医案类典籍蕴含着朴素的人道主义精神和大医精诚的职业追求，对传承发展新安医家明医文化精神、弘扬中华优秀传统文化具有重要意义。对医学院校而言，加强医德医风建设、弘扬中医药文化核心价值、培养德才兼备的医学人才，是中医药教育的重要使命。对医疗领域而言，将医术转化为仁心仁术，才能真正实现救死扶伤的医学宗旨。新安医学研究在理论、临床和历史文化方面均具有重要价值，既包含自然科学内容，又蕴含深厚的历史文化内涵。其中，新安医学医案采用夹叙夹议的写作方式，或引经据典，或推求阐发，或拨正发明，或揭示病机，或点明治法，在临床经验上注重思维开拓，在治法用药上彰显独特匠心，在理论阐述上观点鲜明。新安医家重视经典解读、临床积累和医案整理，他们援儒入医、以道解医，使中医药学成为中国生命哲学和中华文化的生动体现。

第一节 新安医学医案类典籍中的思维文化

一、象思维

"象"的本义是指动物大象。《说文解字·象部》记载："象，长鼻、牙，南越大兽，三年一乳，象耳、牙、四足之形。凡象之属皆从象。"在漫长的文化演变过程中，"象"这一概念从其原始含义逐渐衍生出多种意义和特性，如象思维。象思维源于《周易·系辞上》中的"天垂象，见吉凶，圣人象之；

河出图，洛出书，圣人则之"。中医学深受中国传统文化和哲学思想的影响，在诊疗过程中广泛运用观物取象、取象比类、援物比类、司外揣内、药类法象等方法，这些都是象思维的典型应用实例。象思维是客观之象与心中之象的转化与互动过程，是将获取的客观信息转化为"意象"而产生的关联性思维。本文结合新安医学的医案医论，解析中医象思维在临证中的具体认识和实际运用，以期进一步探讨中医医案医论中象思维的价值意蕴。

（一）理论认知中的应象

1. 取象比类

《素问·五运行大论》云"天地阴阳者，不以数推，以象之谓也""不引比类，是知不明"。中医学理论认为，五行、五脏、五方等存在着密切的对应关系，这不仅体现了中医学对自然界和人体内部运行规律的深刻理解，也为中医学的诊断和治疗提供了理论基础。明代汪机常借自然之物象来类比脉象、藏象、舌象等，既丰富了中医理论的内涵，又使得病因病机的变化可以通过具体的"象"来显现。如汪氏在《脉诀刊误·卷上》中言："四时之脉，皆取法象，本乎《难经》。"即四时脉象的变化与自然界的季节变化密切相关，如春弦、夏洪、秋毛、冬石等脉象特点，皆由于四季气候变化对人体的影响而出现。其在《针灸问对·卷之中》中更详细地指出："春温、夏暑、秋凉、冬寒，故人六经之脉，亦随四时阴阳消长送运而至也。故曰：治不本四时，不知日月，不审逆从，不可以为工。"汪氏强调，人体的生理和病理变化与自然界的变化密切相关，治疗疾病若不根据四季变化、不了解日月运行规律、不审慎判断病情的逆顺关系，则不能称为合格的医生。明代程原仲在《程原仲医案·原道》篇中表达了对医学之道的极高评价与尊重，其论述："医之云道，大矣至矣。关系人死生，辅天地和气。明阴阳卷舒之体，达四时生化之机。穷经究理，溯本探源。"医学关乎人之生死，与天地自然息息相关，阐述了医学研究的深度与广度。又如清代程杏轩在《杏轩医案》中指出，医者必须具备与天地自然相通的意念与智慧，方能理解与运用古人留下的医学知识与药方，所谓"夫医者意也，必有与天地同流之意，而后能诵古人方药之书"。

2. 观物取象

中医学理论通过阴阳藏象的相生相克、交感、对立、互根等关系，阐释人体生命的功能结构及生命活动。《素问·五脏生成》有云："五脏之象，可以类推。"《脉诀刊误·卷上》则载："肝藏应春阳，连枝胆共房。色青形象木，位列在东方。"即肝属木，与春季相应，春天阳气升发，万物复苏，肝脏功能也随之旺盛；"脾藏象中坤，安和对胃门"，则强调了脾脏在人体消化吸收系统中的核心作用，以及脾胃之间相辅相成的关系，体现了中医整体观念和脏腑间相互依存的思想。明代孙一奎在《赤水玄珠》"燥本风热论"中，以形象直观的方式诠释自然环境对证候变化的影响："筋缓不收而痿痹，及诸愤郁病痿，皆属于肺金，乃燥之化也。如秋深燥甚，草木萎落而不收，病之象也。"孙氏认为，筋缓不收、痿痹等病证的产生均与肺金、燥邪有关，当秋季燥气过盛时，可能导致肺金受损，进而引发上述病证。清代余国佩在《婺源余先生医案》"高妇吐血"案中，描述了五行与自然界的关系："肝肾属下，心肺在上，心肺在上火就燥也，肝肾居下水流湿也，木居天地之中，与土联络。古人云草木是天地之皮毛，即是湿物，东风必雨，乙癸同源，同属湿象也。"心肺居上位，心火旺盛则易致燥热，肺金清燥自上而降；肝肾居下焦，肾水充足则湿气流行，肝木濡润自下而上。木居天地之中，与土相生相克，互为联络，土为万物之母，滋养木气。草木为湿性之植物，吸天地之湿气而生长。东风属木，风动则湿气升，故东风起而雨降。乙木与癸水同源，皆属阴，同具湿象。因此，心肺之燥与肝肾之湿，皆为天地自然之象，相互影响，共同构建人体阴阳五行之平衡。余氏在治疗时以四君子汤培土以镇上逆之气。清代陈鸿猷在《管见医案》中提出："天地一大父母，人身一小天地。"宇宙是大天地，人身系小天地，这种观点体现了天人合一的理念，即人与自然、宇宙之间存在着深刻的相互联系和影响。临证辨脉同样以阴阳为指导："人之四肢右强于左，诊则沉候是其应，有尺脉为有根，沉按不绝为有根，否则为无根不吉。"

（二）临证诊疗中的识象

1. 辨象诊断

新安医家常依据中医四诊所得的症状、体征，形成完整的"物象"，通过

"司外揣内"探究机体内部的变化，推断疾病的性质、病因及病情的发展速度与严重程度。例如，清代汪廷元在《赤崖医案》中常结合面象、脉象等辨证施治，以"脉象弦数"论木乘土位；以"色滞神倦，烦躁不安，真藏脉见"论已有死征，属大虚之候；在"邑学王师台夫人火不归原虚寒已极计服参附八斤"一案中，汪氏通过"病甚时舌苔必黄，心中必热，面部必赤"的假热征象，以"脉皆虚数而微"为主要依据，认为元阳虚衰是疾病的根本原因，亦是其本质之所在。清代程正通在《程正通医案》中亦有诸多医案将脉象、面色等与自然现象相类比。如"脾胃因咳累虚"一案中，患者虽前法奏效，但仍身体瘦弱，饮食不佳，程氏根据其右关脾胃之脉如鸡举足，判断其脾虚不主肌肉，胃虚不司消纳。《素问·平人气象论》云："病脾脉来，实而盈数，如鸡举足，曰脾病。"《素问·灵兰秘典论》又云："脾胃者，仓廪之官，五味出焉。"今其仓廪累虚，不言自明。《素问·五常政大论》云："土有余曰敦阜，不足曰卑监。"今当培卑监，欲使不及之土转为有余，使土旺生金，故谓有益于清虚。清虚者，肺脏也。肺为金脏，赖脾土以资生。又如"脉如望后月"一案，程氏认为"脉如望后月，黄悴不泽，来春必羽化"，今脉比望后月者，谅系愈按愈虚之象。《素问·五脏生成》曰："面黄目青，面黄目赤，面黄目白，面黄目黑皆不死。"今以黄色断为死者，殆嫌其憔悴不润泽之黄，即《素问·脉要精微论》所言："黄欲如罗裹雄黄，不欲如黄土者。"此明为脾脏之精气泄于外之象，交来春木旺之时，土气不胜，复遭木克，故决其为必死。再如"诸证屏项尚强"一案，患者诸症屏，项尚强，程氏载其脉象如蛇，程曦指出："如蛇之脉者，是痉病之变脉也。其刚痉之本脉弦劲而急，今如蛇之曲屈，其弦紧强直之象转为柔缓之形，故可知其病有解之希望焉。"

2. 据象识病

据象识病是辨证过程的核心，通过将自然之"象"与人体生理病理之"象"相联系，将人体证候之"象"与内在机制相联结，对"象"进行识象、类象、辨象、甄象，以指导证候识别、病因病机判别及证的全面把握，最终为"随证治之"提供依据。新安医家临证时，常通过观察外观证候之象而随证治之。如汪机《石山医案》中"气壅呕吐"一案，患者"午后怕食，食则反饱胀痛，行立坐卧不安，日轻夜重"，汪氏指出"此脾虚也"，脾失健运，故气郁而胀痛；吐黑水，水液代谢受阻，导致膀胱之邪乘虚而侮脾土；酸者，木之所司，脾土既虚，故水夹木势而凌之。中医临证时，常为假象所惑，遇此类病证需细辨病证，去其假象，方能切中病机。这一去伪存真、去粗取精的甄象过程，体现了"立象"与"取象"的思想。

程茂先在扬州行医时，目睹许多医生对阴症伤寒误用寒凉，形成滥用苦寒的时弊，程氏对此深有感慨："余寓维扬二十余载，目击阴症似阳、误服寒凉而殁者不可偻指……俱有伏阴之症，误投寒剂，祸不旋踵。"《程茂先医案》中关于阴症伤寒或真阴假阳的记载有 18 则医案，《程茂先医案·卷一》中程氏与汪献臣的对话更是明确指出如何辨识伤寒阴阳，并对伤寒阴阳的具体临床症状进行了详细阐释："夫医之为业，科目虽多，最难者，无如伤寒一门。伤寒诸症中之最难者，又无如阴寒一症。自然真阴寒，人孰不知。"

又如清代郑重光《素圃医案》中，郑氏常能辨伪存真，识破假象之症，例证俯拾皆是。"吴象衡兄令眷"一案中，患者"怀孕临盆，丧子悲恸。脉虚大无伦，烦躁作渴，辗转于床。目中流火，视物皆赤"。似属阳热气郁，而郑氏据其脉虚大无伦，断为"产后虚烦，真阳外越"，投以人参五钱，附子、白术、干姜、肉桂、茯苓各钱半，下咽一刻，即汗敛呕止。"吴楚佩国学令政面赤咳喘，素有痔血之病"一案中，患者两足发热，夜置被外，右尺脉全无，时医极易误认为阴虚火旺，郑氏断为虚寒毕露，真阳外越，遂以真武汤日投二剂，姜附药二百余剂方起于床。

（三）本草方剂中的法象

1. 药类法象

《汤液本草·用药法象》云："温凉寒热，四气是也，皆象于天。温、热者，天之阳也；凉、寒者，天之阴也。"中药生于天地间，禀天地之气而生，源自自然界四季的变化规律，其形态、生长环境、质地、性味功效等无不取象于自然。新安医家推崇药类法象，以象推气、以效验象，探索中药治病之法。孙一奎于《医旨绪余·卷下》中专篇附有李东垣药类法象等内容。李济仁在《李济仁临床医案》中，治疗胃病有胃气上逆见证者，宗清代名医张锡纯之法，喜用代赭石且多生用，取其性甚和平，质重坠，虽降逆气而不伤正气，通燥结而毫无开破。《医学衷中参西录》中谓："赭石：色赤，性微凉。能生血兼能凉血，而其质重坠，又善镇逆气，降痰涎，止呕吐，通燥结，用之得当，能建奇效。"李老治痹症喜用藤类药，如在"患儿四肢小关节红肿热痛2年"案中，用忍冬藤、青风藤、海风藤等，意在清热祛风通络。其中，青风藤、海风藤性辛散、苦燥，既可祛风止痒燥湿，又可通行经络气血，故于幼年风湿病案中用之最宜。李老指出，藤类药如络脉纵横交错，无所不至，取象比类，多具通络之功，既能祛除络脉病邪，又能走行通利，引诸药直达病所，此类药物广泛用于痹症的治疗，但其基本功效均与祛风通痹有关。诚如《本草便读》所云："凡藤蔓之属，皆可通经入络。"又如对于久病久痛，叶天士利用虫蚁等类走窜善行的特点，创立了"凡虫蚁皆攻，无血者走气，有血者走血"和"飞者升，走者降""新邪宜速散，宿疾宜缓攻"的理论。新安王氏内科运用虫类药治疗哮喘、痹症、乳癖等，是治疗上的一大特色。王乐匋在《王乐匋医案》中喜用虫类药如全蜈蚣、全蝎、水蛭等，指出顽症痼疾非虫蚁搜剔、探其幽隐则断难奏功。对于风邪入络而出现肢麻、震颤、舌謇者，常是中风之先兆，切不可轻视，此时非全蝎、蜈蚣而不能入络搜剔。同时，虫类药物有入络搜邪之功，心脑系病证经常需要用到，为克服其耗伤阴液及易致动血的不良反应，常反佐干地黄以预护之，这样既发挥了应有的疗效，又有效减少了不良反应，可谓用思之巧。

2. 处方立意

《素问·宝命全形论》云："若夫法天则地，随应而动，和之者若响，随之者若影。"所谓"法天则地"，即指中医治病应遵循自然界阴阳五行的变化规律。新安医家临证遣方用药，取法于天地自然规律，注重药物间的配伍与互动，以达到治疗疾病的目的。孙一奎在《孙氏医案》"阳乘于阴而致尿浊"一案中，患者白浊三年未愈。孙氏指出，天人一理，诸医未能因时施治，"不顾天时而强用升提之法，是逆天时而泄元气，根本既竭，来春何以发生"。患者因阳乘于阴，热迫精微下注所致，故法当从阴引阳。冬季阳气封藏，不宜妄泄；春季阳气升发，正好借阳气外达之势从阴引阳，调整阴阳平衡，同时亦可借阳气升发之力，鼓舞精微上行，清升浊降，故尿浊可愈。孙氏引用《素问·五常政大论》中"必先岁气，毋伐天和，必养必和，待其来复"之语，强调治疗疾病时必须顺应自然规律和人体生理节律的重要性。又如清代叶天士在《临证指南医案》中指出，人身气机合乎天地自然，临证多将天地之象与药性、治法紧密结合，以"人身气机，合乎天地自然""天地之气，有胜有复，人身亦然"等天地气机的变化来类比人体病机。如以"天地大气发泄，真气先伤"比类虚劳形色消夺；以"春夏天地气机皆动"论劳怒用力，伤气动肝；以"如天地不交，遂若否卦之义"论气结上焦、上下不通等。如在治疗某患者泄泻五十余日，出现"腹鸣渴饮，溲溺不利，畏寒形倦，寐醒汗出"等症时，叶氏除用姜附刚燥之品外，又用胡芦巴、诃子、罂粟壳等温守固涩之药，旨在通过温补阳气的同时，收敛阴液，达到阴阳平衡。本法禁忌"阴伤不受桂附刚猛""肝肾真阴下亏，不敢刚药宣通"。

（四）小结

象思维的核心在于通过观察自然现象，抽象出具有象征意义的符号，用以类比和推理事物之间的相互关系和变化规律。作为中医学辨证论治思维的关键，象思维不仅是中医思维的核心，也是其理论起源的重要依据，兼具哲学与科学的双重内涵。在新安医家的医案医论中，取象比类、观物取象、辨象诊断、据象识病、药类法象及处方立意等过程，均体现了以"象"诊"象"、以"象"治"象"的思维模式。通过从新安医家医案医论中提炼和总结中医诊疗的思维模式与方法，并结合宏观、中观、微观的表征参数，运用中医思维算法模型对参数进行处理，可以实现健康状态辨识，进而推动中医健康管理的发展。这一实践不仅是对中医诊断客观化的探索，也是对象思维的传承与创新，对当前及未来中医药领域在生命本源探索与创新研究方面具有重要的启发意义。

二、顺势思维

顺势思维不仅是中国传统哲学的重要组成部分，也是中医临床诊疗和预防保健中不可或缺的思维方式。所谓"顺势"，即顺应自然之势及其规律。

《内经》主张"因时制宜""以顺为治"，其最早将顺势思维应用于中医学。《灵枢·顺气一日分为四时》中提到"顺天之时，而病可与期，顺者为工，逆者为粗"，《灵枢·师传》亦言"未有逆而能治之也，夫惟顺而已矣"。中国传统文化中天人合一的整体观念、阴阳五行的哲学观念及气一元论的生命观念，共同奠定了中医学的顺势思维方法。有学者指出，中医思维研究应紧密关注中医临床实践，以中医理论与实践为基础，方能实现知识逻辑、思想逻辑与临床思维逻辑的统一，从而深化中医认知方式的内涵。基于此，本文通过新安医学医案来解析其中的顺势思维特色及文化内涵。

（一）顺应天时自然之势

《素问·宝命全形论》有言："若夫法天则地，随应而动，和之者若响，随之者若影。"《素问·阴阳应象大论》亦云："治不法天之纪，不用地之理，则灾害至矣。""法天则地"即治病需取法于天地自然规律，这一思想贯穿于《内经》治疗学的始终。清代陈鸿猷在《管见医案》的"人身阴阳水火说"中指出："天地一大父母，人身一小天地。天位乎上，处于后，天卦之北，天为阳，天一生水。"其意在于将自然界的广阔天地比作人类的父母，而人的身体则如同一个微型的宇宙，强调人与自然的和谐相处，以及人与宇宙万物之间的统一性。新安医家在临证时注重顺应自然天时的变化规律，根据四季气候的寒热温凉、阴阳五行的生克制化，以及人体生理病理的相应变化来遣方用药，力求达到与自然界和谐共振的治疗效果。

例如，叶天士在临证中会根据脏腑特性和病情变化选用刚柔药物，其所提及的"刚药""柔药"，如"刚药畏其劫阴，少济以柔药""脾为柔脏，惟刚药可以宣阳驱浊""凡脾肾为柔脏，可受刚药。心肝为刚脏，可受柔药，不可不知"等，均是将天地之象与药性、治则治法相结合而形成的。在《临证指南医案》中，叶氏论上焦肺病，百日未瘥，形肌消烁，以天地气机的变化来类比人体气机，"人身气机，合乎天地自然，肺气从右而降，肝气由左而升"，"左右为阴阳之道路，阴阳既造其偏以致病"；论虚劳形色消夺，指出"天地大气发泄"；论咳嗽烦劳动阳者，认为"不得天地收藏之令"；论气结上焦、上下不通，认为"如天地不交，遂若否卦之义"。

又如明代程原仲在《程原仲医案·卷一》中记载的"侍御吴公闺玉泪血"案，患者"日夜号泣，泪皆成血，饮食绝口不进者月余"，诸医以开郁药治之皆不效。程氏指出"肝性急，必得缓肝之急药为君"，并据《古今医按》中"肝气盛则病目，惟菊花缓肝之急，所以能明目也"之言，以黄家菊花为君，佐以白芍药、牡丹皮、川芎、当归尾、山栀子、陈皮、白茯苓、生甘草之药，服数剂，泪色遂变。后或以菊花汤当茶饮，半月之间用过菊花数斤而愈。有人疑惑道："香附，解郁必用之药。今制此方，佐以他品而反不用，其意若何？"程氏指出，方剂需因时制宜，顺应环境、体质等各种因素的变化，灵活进行配伍化裁。所谓"方者，因时制宜也"，"此值肝盛之时，盛则愈急而愈燥，香附性燥，岂宜入之哉"，在肝旺之时，香附这种性质燥热的药物是不适合使用的。故当以缓肝明目之品为功。

（二）顺应人体气机之势

中医学理论认为，人体如同一个动态平衡的系统，其内部的气血循环与阴阳升降皆遵循一定的自然规律。顺应经气运行之势，即顺应人体内气机的自然流动趋势，采取相应的治疗手段或养生方法，以达到调和气血、平衡阴阳及促进健康的目的。新安医家临证遣方用药时，特别强调顺应人体气机之势，遵循气机的升降出入规律。

如明代程原仲《程原仲医案·卷六》中"礼部儒士允中侄孙心膈疼痛"一案，患者因"偶遇拂意之事，兼之劳心"而发病，诸医以止痛、补药等施治皆无效。程氏诊后指出，患者胸膈疼痛未除，补血补肾之药皆与证候不符，"如不解郁宽胸、顺气开胃进食，虽日服诸补药何为"。患者表现出的郁郁不乐、胸闷气短、食欲不振等症状，往往是体内气血运行不畅、脏腑功能失调的表现，故应以宽胸解郁、顺气和胃以进食为宜。程氏遂用"陈皮、茯苓、砂仁、甘草之品开胃调脾，贝母、香附、抚芎、苏子、萝卜子以解郁顺气，恐其体弱，故再加人参五分、大枣二枚益气调中"，其后渐加补益诸药，终获痊愈。

又如明代程茂先《程茂先医案》中"余孙逢祯痘疹"一案，小儿痘证是一种古老的烈性传染病，以出痘为特征，程氏于书中记载了数则小儿痘疹的医案。本案患儿周岁时，"热未退而痘即见标"，痘发于天庭、发际等多处，并伴有烦躁不安、身体上窜等症状，前医以升发凉惊为法，皆无效。程氏诊后首先怀疑为闭证，若痘疹无法发出，则危在旦夕。然程氏通过观察患儿的症状，如肚腹不硬、多啼、身热口干等，判断此为热极之证。故在治疗痘疹时，程氏注重顺应患儿自身的生理规律与气机运行，投以辰砂六一散，以清热利湿、镇心安神。再遵痘疹以透发为顺之意，以清热散郁之剂，使痘俱出尽，病亦霍然而愈。

（三）顺应体质偏颇之势

中医理论认为，每个人的体质由先天禀赋和后天因素共同决定，表现为形态结构、生理功能和心理状态等方面的综合特质。新安医家在临证时，常根据个体的体质特点，采取个性化的治疗方法来调理体内的气血阴阳。

例如，明代汪机在《汪石山医案》中，根据体质的不同进行药物加减。在"患者遍身患杨梅疮"一案中，汪氏指出，若患者初生时体气壮实、大便坚硬、饮食正常，则防风通圣散最为适宜；若体气虚弱、大便溏薄、饮食减少，则以四物汤加玄参、连翘、射干为主。清代程杏轩在《杏轩医案》"张汝功兄乃郎嗽久伤阴，奇治验"一案中，引用《医宗金鉴·幼科心法要诀》"童质向亏，嗽久阴伤"之言，投以谷果猪肉之品，补益患儿"津液内耗，精血不足"之证，通过食养的方式滋阴润肺，调理阴阳平衡。

又如清代汪廷元在《赤崖医案》"吴涵斋先生腹痛为食积补之则逆案"中，记载了两则病例：其一是"吴涵斋先生腹中大痛而喜按，自汗出，肢冷至肘，浑似虚状"；其二是"其侄步崑兄，前病愈，月余复病，与先生略同，更加呕吐痰食"。汪氏指出"症同诊异，攻补殊施"，即治病既要注意体质因素，也要注重脉症的辨识，或攻或补，灵活应对，此即"同病异治"之理。汪氏根据脉象的不同，判断前者右关脉沉滑为实证，后者脉沉细无力为虚证，故在遣方用药上各有不同：前者以消食导滞为主，后者则以温补气血为要。近现代新安名医程门雪在《程门雪医案》中，对于年迈、体虚、病危、病久等虚中夹实的复杂重症，常用轻补、轻清、轻宣、轻化、轻泄、轻开、轻香、缓下等法，取得转危为安的效果。此法即"徐之才十剂"中的"轻可去实"

法，也是李时珍所言的"轻可去闭"法。

（四）顺应心理情志之势

顺应心理情志之势，即顺应个体在心理或情志上的倾向与趋势。这一理念与当代"认知疗法"中的"顺志从欲法"相似，即通过顺应患者的心理需求与欲望进行治疗。清代程国彭在《医学心悟·首卷》中提出："食补不如精补，精补不如神补。节饮食，惜精神，用药得宜，病有不痊焉者寡矣！"新安医家亦多强调顺应心理或情志之势在疾病治疗中的重要性。例如，明代王琠在《意庵医案》中记载的"无妄之疾"案：一名两岁幼童因愿望被违逆，出现声音不连贯、手足抽搐、眼睛上翻等症状。王氏指出，肝主怒，瘛疭、目反皆为肝病表现。中医理论中，肝与怒情绪相关，而该童性格急躁，违逆其意愿易引发愤怒，此前掐按穴位等治疗手段可能进一步激怒患儿，加重症状。依据"无妄之疾，勿药有喜"的原则，即对于非实质疾病引发的病证，不施药物或可收效更佳。王氏嘱其母抱卧患儿，静养一至两个时辰，病证即止。又如明代程原仲在《程原仲医案·卷六》"幼劳心多郁案"中，程氏对郁证的描述与治疗原则进行了阐述，强调治疗郁证关键在于开郁养心："郁之为害，中人深哉……因思治此等病，劳力非难，而劳心为难。劳心者，又唯以郁郁不得志为更难治。凡有疾病，以开郁养心为第一要义。"此段论述反映了程氏对郁证的深刻认识与治疗经验，对现今临床与心理健康领域仍具参考价值。

（五）顺应脏腑苦欲喜恶之势

苦欲喜恶是脏腑特性的体现。《素问·脏气法时论》对五脏苦欲之治有专论。"肝欲散，急食辛以散之，用辛补之，酸泻之"；"心欲耎，急食咸以耎之，用咸补之，甘泻之"；"脾欲缓，急食甘以缓之，用苦泻之，甘补之"；"肺欲收，急食酸以收之，用酸补之，辛泻之"；"肾欲坚，急食苦以坚之，用苦补之，咸泻之"。这里的补泻之义，即指顺应五脏之性者为补，逆其性者为泻。当脏腑生理特性受到遏阻时，常表现为病态。因此，通过调整和顺畅脏腑的特性，可以达到治疗的目的。新安医家临证时，根据人体五脏六腑的生理特性和病理变化，采取相应的治疗方法来调整和平衡脏腑的功能状态。如清代叶天士《叶天士医案》中"脾胃阳虚"案，患者"脉缓弱，脘中痛胀，呕涌清涎"，叶氏指出，此症主要因脾胃阳气虚弱，"大凡脾阳宜动则运，温补极是，而守中及腻滞皆非，其通腑阳间佐用之"，故投以人参补脾胃之气，生益智仁、淡干姜温脾阳，茯苓、生姜通胃阳，半夏健脾和胃以助运。而在"阳虚气滞"案中，叶氏进一步指出，"脾阳动则冀运，肾阳静可望藏"，脾阳不足，湿浊易生，动则阳运而湿浊消，肾中元阳，归宅而旺，生生不息。故用药时早服炒焦肾气丸以补肾助阳，午服参苓白术散加益智仁健脾祛湿；对于胃病之治，叶氏注重胃津的保存，常投以甘平或甘凉濡润之品来濡养胃阴，"存胃阴"理论得到了进一步深化和发展，"非用辛开苦降，亦非苦寒下夺，以损胃气，不过甘平，或甘凉濡润，以养胃阴，则津液来复，使之通降而已矣"。

中医思维不仅是中国传统哲学思维方式的集中体现，也是对中国传统思维方式的继承与提升。顺势思维是中国传统文化的原始思维之一，也是中医临证遣方用药的常用思维方法。通过追溯顺势思维的思想源流、临床表现，把握其背后的价值意蕴及应用思维方式，可深化对中医认知模式的理解。研读新安医家医案可发现，顺势思维在分析病因病机、确立治法、遣方用药等方面都有体现，新安医学医案提供了中医思维方法与临床实践紧密结合的有益范式，具有重要的启迪意义。由于中医思维和顺势思维本身的复杂性，对顺势思维的理论体系和临床应用及其在中医学中的重要作用和地位还需深入认识和研究。

三、虚静思维

道家的"虚静"观念源于老庄哲学，如《庄子》所言，"言以虚静推于天地，通于万物，此之谓天乐""夫虚静恬淡寂寞无为者，天地之本"。"虚"主要指心虚，心虚而通道。要使心虚，必须使心处于无为的状态，排除外界干扰和私心杂念，从而"虚而待物"。只有虚空的心境，才能容纳万事万物。虚静是道家对其理想人生境界的追求。在道家思想中，虚静是对"道"全面、正确认识的基本前提和条件。在中医体系中，虚静同样是中医思维、诊疗、养生、医德的基本前提和条件。虚静思维在中医临床中的诊断与治疗方面，以及在中医养生中对人体形、气、神的涵养方面均有体现。例如，在中医临床实践中，虚静思维对于疾病的诊断和治疗起到了关键作用。医者通过内心的平静与专注，能够更深入地观察病情，洞察病因，从而制定出更为精准的治疗方案。同时，在治疗过程中，虚静的心态也有助于医生保持冷静，应对各种复杂情况，提高治疗效果。在中医养生领域，虚静思维同样具有重要意义，旨在强调通过内心的宁静与放松，调养身体形态、气血运行和精神状态。通过虚静的修炼，人们可以调和身心，平衡阴阳，达到预防疾病、延缓衰老的目的。具体而言，虚静思维在养生中体现在对身体姿态的调整、呼吸的调控及情绪的管理等方面，帮助人们实现身心的和谐统一。

（一）思维认知中的虚静思维

虚静思维源于儒、释、道三家的哲学思想体系，《老子·第二十五章》云："人法地，地法天，天法道，道法自然。"陈梦家《老子分释》云："盖在一周流不息之'道'中，万物自起自化，此自起自化之自然，在道中成一小道……亦犹'大道'之循环也。"人是"道"所化生的万物之一，人的生命运动也遵循"道"。

虚静思维在中医理论中是一种重要的思维方式，它强调通过内心的虚静来达到对疾病本质的深刻认识。新安医家在理论与实践中将其作为认识论与方法论的指导，如汪机有"用意调和审安静""静者寿，动者夭""惟宜节食，静以守之"；《脉诀刊误·矫世惑脉论》指出："夫定静安虑、格物致知，乃《大学》首章第一义，而虑者谓处事精详，格物者谓穷致事物之理，致知者谓推极吾之所知，凡此数事，学者必尝究心于此矣。"汪氏认为通过格物致知，人们可以了解事物的本质，从而达到内心的平和与安定。这种内心的平和与安定，同样可以促进人们对事物的更深入理解和知识的获取。《石山医案·卷之上》指出"血属阴而主静，惟静则可以生水，故曰静则生阴是也"，充分体现了汪氏对阴阳五行学说的深刻理解和应用；《读素问钞》载"天气，清静光明者也""喻人当清静法道以保天真，苟离于序"，汪氏指出天气清静，故光明不竭，人能清静则寿亦延长，强调了内心平静对于健康和长寿的重要性。

又如《临证指南医案》中"某平昔操持，身心皆动，悲忧惊恐，情志内伤"案，叶氏指出七情致损，两千年来从未有一方包罗者，然约旨总以阴阳迭偏为定评。凡动皆阳，当宗静以生阴是议。阳乘于络，脏阴不安，敛摄镇固，久进可效。

此外，新安医家认为虚静思维对于患者具有重要的精神疏导作用。如孙一奎《赤水玄珠·第一卷》载："是以心乱则百病生，于心静则万病悉去。故此药能安心养神，调阴阳无偏胜，及不动荣卫。"强调安心养神，调和阴阳的重要作用。程杏轩《杏轩医案》中多处强调内观静养是调理内伤之病的有效方法，同时也强调了情志因素对健康的影响，如"内伤之病，宜内观静养""病关情志，难以除根，务必戒怒舒怀，惜劳静养""神思间病，当内观静养，惟逃禅二字甚妙""血属阴，静则循经营内，动则错经妄行"。

（二）辨证诊断中的虚静思维

《备急千金要方·大医精诚》云："凡大医治病，必当安神定志，无欲无求……不得起一念蒂芥之心……夫大医之体，欲得澄神内视，望之俨然，宽裕汪汪，不皎不昧。省病诊疾，至意深心……夫为医之法，不得多语调笑，谈谑喧哗，道说是非，议论人物，炫耀声名……所以医人不得恃己所长，专心经略财物。"文中强调了医生在辨证诊疗疾病时应该保持一种虚静的心态。《素问·脉要精微论》曰："持脉有道，虚静为保。"中医认为医者的心一定要虚，要静。虚静，指思想上无杂念，虚心静志。虚也者，心中无物也；静也者，心无杂念也。这是对一个医生在诊脉时的基本要求。如汪廷元《赤崖医案》"巴滨上翁阴盛隔阳似虐非疟"案中载"巴滨上翁，平日惟多痰火，一日忽然寒战，又即发热烦躁"，患者发热烦躁，虽天时已凉，却单衣尚不能耐，欲卧泥井之中，貌似阳热极盛之证，然则汪氏诊之发现脉象"重取空虚"，果断舍症从脉，不为假象所惑，抓住疾病本质，断为阴盛格阳、真元欲脱之真寒假热证，径投回阳救逆之剂，拯危证以顷刻。这种治疗方法体现了虚静思维的核心理念，即医者在诊治过程中保持内心的平和与宁静，避免因主观臆断或急躁情绪而影响诊断和治疗，以更好地把握病情和制定治疗方案。

同时，虚静思维要求医生在诊治过程中更加关注患者的需求和感受。例如，在叶天士《临证指南医案》中，叶氏曾以苍术白虎汤治疗一例暑湿初疟的患儿。案中记载："予曾见一孩，患暑湿初疟，半月有余。"叶氏投以苍术白虎汤，夜半发汗，至寅时身体渐凉，冷汗不止，默默倦睡，口不肯言，气息甚微。叶氏并未急于求成，而是让患者安然寂静的渡过病期，并指出："六脉安静，并不烦躁，此病退之象也。"因此，他告诫其父母切勿扰动。直至申时，汗止声出，而病已霍然痊愈。由此可见，无论大人还是小儿，诸病总以安然寂静为主，最终使病情得到缓解。

（三）临证治疗中的虚静思维

在中医临证中，虚静思维体现为医生能够深入观察病情，细致分析病因病机，准确把握疾病的演变规律。同时，医生还能根据患者的具体情况，灵活运用针灸、推拿、草药等治疗方法，以达到最佳疗效。如《石山医案·卷之上》所载："夜卧少宁，舌生黑胎，唇口焦燥，静养服药二三日，胎始退，不知降火去胎之药，更有何方法？唇舌焦干，更何调理？"案中，汪氏指出，心主血脉，心血一亏，阳热随起，故出现夜卧不宁、唇舌焦燥等症状，层出而叠见。且舌乃心之苗，心火亢极，故舌生黑苔。汪氏认为，静养可使身体恢复，强调患者静养二三日而始退者，盖静养则阴生，阴生则阳伏，"周子所以定之以中正仁义而主静者，良以此也"，指出周敦颐"无欲""主静"的人生修养论思想与此同理。中医对经络的探索源于直觉思维，主要是通过"内视"的方式实现的。在疾病治疗过程中，不仅医者需保持虚静，患者亦需如此，两者相互配合，方能保证治疗取得最大疗效，促进疾病康复；反之，则不利于治疗。虚静思维作为一种直接体验和感知方式，在针灸治疗中发挥了关键作用。《素问·宝命全形论》云："凡刺之真，必先治神。"如汪机《针灸问对》所言："气定乃刺者，谓八节之风气静定乃可以刺经络之虚实。"即在立春、春分、立夏、夏至、立秋、秋分、立冬、冬至时，气候稳定，人体经络亦处于相对稳定状态，此时针刺治疗更能调节经络虚实，达到疗效。汪氏强调了特定时间针刺治疗的重要性，以及气候对人体经络状态的影响。

此外，虚静思维在新安医家的养心养生理念中占据核心地位，以"虚静"为根本。例如，孙一奎在使用百点膏时，强调药物需在患者心情平静时使用，如《赤水玄珠·第三卷》所述："极要病人心静点之，至目微痛为度，一日五六次，临卧点之尤妙。"在《赤水玄珠·第十卷》中使用蜈蚣散时，他建议"食葱粥将息，以复元气，务要清心静养"，即通过食用葱粥恢复元气，同时务必保持内心平静和养生。在《孙氏医案·医案二卷》"崔百原公者"案中，患者"右胁痛，右手足筋骨俱痛，艰于举动者三月"，诸医治之不效。孙氏诊之，发现患者"色苍，其神固，性多躁急。诊其脉，左弦数，右滑数"。孙氏在投以药物治疗的同时，非常重视情绪的作用，提出要慎怒，治疗本病的关键在于正心，保持情绪稳定，心理平衡至关重要，"正之为义，一止而已，止于一，则静定而妄念不生，宋儒所谓主静"。崔百原听从规劝，离开官场，告老还乡，调养半年，而病根皆除。

程杏轩《杏轩医案》"鲍觉生宫詹郁伤心脾，证类噎膈，殆而复生"案中，患者"抱疴半载，百治不痊"，程氏在投以药物的同时，指出"内伤日久，原无速效，况病关情志，当内观静养，未可徒恃药力"，情志之病，投药而效不显，还需要内观和静养相结合，喜能胜忧，病可却矣。又如程正通《程正通医案》中指出"庄子谓：水静则明，可以烛须眉，平中准，即此义也"，故在滋补肾阴的同时，主张"以井水煎药者，亦取其静以养阴之意耳"；"栉沐劳扰暗伤气血"案中，栉沐成病，知养胜药。勿治可愈，更属诊附方。江倬指出：先生谓"知养胜药，勿治可愈"二语，正合兆期所云："人之一身者非病也，亦无非药。若泥于草、木、金、石为药者，偏矣，亦后矣。"如饥饱待时，饮食药也；寒温适所，衣服药也；动静有常，起居药也；色不视邪则目明，声不听淫则耳聪，皆药也。又云："逸可治劳，静可治躁，处阴以避暑，就烦以避寒，皆无药之治也者。"

综上所述，在中医的实践中，虚静之心至关重要。中医强调整体观念和动态平衡，而这种观念和平衡的实现，需要医者、患者及社会大众在思维认知、辨证诊断、临证诊疗、医德医风中保有虚静之心。这需要从多个方面入手，包括加强中医教育、优化中医诊疗环境、推广中医养生文化和建立中医评价体系等。只有这样，才能真正回归中医思维，提高中医疗效和医德修养，实现健康养生。

第二节　新安医学医案类典籍中的生生文化

"生生之谓易"是《周易·系辞》中的一个核心概念。《说文解字·生部》对"生"字的诠释为："生，进也。像草木生出土上。"其本义即为草木生出、生长。孔颖达解释"生生"为"不绝之辞"，生生不息意味着生命在不断循环流动，阐述了生命循环和变化的规律。以"生生"定义"易"的精神，即赋予了中国传统文化"生"的精神，"生生"也因此成为中国传统文化的基本原则和伦理精神。根据《汉书·艺文志·方技略》的叙述，医学并非停留在"具"的层面，而是将其提升至"道"的层面，这正是中国文化的共同特征。"生生之道"的理念在中医学中得到了具体运用和实践。国医大师陆广莘先生总结中医药学的学术思想为："究天人之际，通健病之变，循生生之道，凭生生之具，培生生之气，谋天人合德，收生生之效。"

一、新安医学医案中的生生之理

人生于天地之间，禀受生生之气，其生生之理亦与自然之理相通，体现了宇宙万物化生不息、变化不居的规律。生生之理不仅是自然万物生长变化的法则，也是人类实践活动的指导原则，反映了中国哲学中天人合一、体用不二的思想理念。《素问·宝命全形论》云："人以天地之气生，四时之法成。"而《素问·生气通天论》中所言的"生气通天"，则揭示了人体生命活力与宇宙自然气息的相通性。这一观点深刻体现了中国古代哲学中人与自然和谐共生的理念，以及中医学中关于人体生命活动与自然环境相互关联的思想。明代汪机结合临床实践，多次探讨生生之道。如《外科理例·卷五》言："天之所以为天，健而有常，因其不息，所以生生无穷。"《医学原理·卷之四》亦道："以其外护皮毛，内荣脏腑，引道血行周流一身，循环不息，而为生生之本。"在《痘治理辨》中，汪机进一步阐述：痘疮初出者，"气血者，神机之充；神机者，气血之帅，二者旋相交养，此其生生之道者焉。"痘疮黑色者，"盖阴血虽有附气之功，而阳气使无制毒之力，以致陷而不满，生生之意绝矣。"关于痘出的形症、日期和顺逆，他提出："十一、二日，血尽毒解，气调浆足，此生生自然之理也，为顺。"明代孙一奎在《赤水玄珠》中将天之六气之火与人体五脏之火相类比，指出："彼造化之所以生生无穷者，以其有不易之定体为之主，然后四时行而万物生。盖天人之理一致，若外内君相之火，亦必先有定位，而后可以言变化。"这种顺应生生之理的理念不仅体现在新安医家对人体生理、病理的理解上，也贯穿于中医的疾病观和治疗观中。如明代汪机在《石山医案》中记载的"气血两虚疟入厥阴"案，患者因劳而病疟，汪氏分析其病因，指出疟当汗解，然冬令收藏沉潜，疟邪随之沉潜，加之毛窍闭塞，更难发汗，使邪随汗解。中医治病讲究天人相应，不违天时。遂用参、术、枳实、陈皮、当归身、黄芩益气养血、行气清热，丸药缓图，以待来年。后果如石山所言，春令生发，疟随之发泄而解，病亦痊愈。汪氏通过细致的观察和深刻的医学洞察，准确预测了疾病的转归。

二、新安医学医案中的生生之气

人体不仅源于生生之气，更以生生之气作为维系生命的根本。生生之气包括元气、宗气、营气和卫气等不同形式，能够促进生长发育、抵御疾病、适应环境变化，是维持人体健康和生命活动的重要基础。新安医家在临床用药中注重保护和调动人体的生生之气。例如，明代孙一奎在《孙氏医案》中记载的"陈鹿塘肠风脏毒，大便燥结"一案，孙氏强调顾护胃气的重要性，遂"专以肠风脏毒之药为君，外以养血之剂裹之，使不伤胃气"。在"一妇咳嗽痰中有红"一案中，孙氏以固本培元为大法，以壮元汤加减化裁，温肾健脾、固涩止泻。又如明代程正通在《程正通医案》中记载的"久嗽补脾肾"一案，程氏秉承"脾肾为生人之根本"之旨，以潞党参、薯蓣、莲子肉等补益脾土，地黄、怀牛膝益其肾水，九香虫脾肾兼补，诸药合用治疗久嗽之沉疴。再如，民国时期程六如在《程六如医案》中，根据小儿"脾常不足"的病理特点，在治疗儿科疾病时始终注意顾护正气，忌用寒凉之品伤败脾胃之气。对于小儿疳积、疳积成胀、疳积化热等本虚标实证，程氏常以清疳汤消补并施，扶土和中，用药多选蝉蜕、薄荷、金银花、枇杷叶等质轻味薄之品，常配伍神曲、麦芽、莱菔子等消食除滞之物，既能鼓舞脾胃之气，又因苦味不甚而易使小儿接受，此谓"补中寓消，消中有补，补而不滞"之理。在历代新安医学医案中，不乏关于食疗治病、防病养生的记录，论述药物与食物相结合，以养人体的生生之气。例如，清代汪廷元在《赤崖医案》中记载的"张子春兄时热津血枯涸将绝危候"一案，汪氏以食疗法治疗邪热熏灼、津血将绝的危候，药用猪肉、粳米、梨汁等厚味之品生津养胃，药后病情大减。后又以六味地黄丸滋补肝肾，缓治其本。又如清代程杏轩在《杏轩医案》中记载的"张汝功兄乃郎嗽久伤阴，奇治验"一案，患者"秋间咳嗽，入冬不止"，药如泻白散、止嗽散等遍尝无验，程氏以食养的方式，"每日用甜雪梨一枚，去皮相，雄猪肉四两同切块，清水煮汤啜之，其肉与粳米稀粥同食"，数日而效，终获痊愈。程氏指出："《经》云：阴之所生，本在五味，五谷为养，五果为助，五畜为益，故用猪肉、雪梨、粳米诸多濡液滋干之品，气味合而服之，以补精益气，岂寻常方剂可同语耶。"又如国医大师李济仁在《李济仁临床医案及证治经验》中指出，临证配合食疗是中医治疗慢性肾炎的特色经验之一，其中水母鸭炖冬虫夏草佐餐是一则值得推荐的食疗方。水母鸭味甘、咸，性凉，能补益肺肾，对于体内有热、体质虚弱、食欲不振、大便干燥、水肿及营养不良者，可将其作为调补之品。民间亦将其用于肝硬化腹水、慢性肾炎浮肿的食疗。

三、新安医学医案中的生生之具

中医药在疾病治疗与养生保健等方面，多采用天然矿物、动植物入药，"箴石汤火所施，调百药齐和"，与人的生生之体相通。《汉书·艺文志·方技略》云："方技者，皆生生之具。"方技，即医药学，这里指出医药学是使生命生长不息的工具。作为助人生生之气的工具，医药学具有维护人类生命健康的生生之效。明代路云龙在孙一奎《孙文垣医案·生生子医案序》中，对医学作为"生生之具"及代天行好生之德的属性作了具体说明："盖天生生者也。天能生生，不能使有生者尽尊其生，则生生之权于是乎穷，所以斡旋生理而佐化育，所不逮者，不得不寄于医。医代天者也。故炎帝也而本草，轩岐也而《灵》《素》，伊尹也而汤液，皆承天好生之德，而立天下万世民物之命。顾天所以生生者，惟是阴阳动静之气，变化顺逆之机，燥湿虚实之宜，而长桑家生生之方，皆原于是。"因此，"天有生生之权，而生生子代之，天有生生之理，而生生子泄之，于以列天官何忝焉"。

新安医家在临床治疗中，常根据疾病的具体情况，灵活运用药物、针灸、外治等多种治疗手段，以提升疗效，实现精准治疗。例如，明代程原仲在《程原仲医案·卷一》中记载的"掌记生便毒"一案，患者急于求效，程氏指出"药力不能速效，速效者惟针耳"，遂以承山穴针入四分，施以泻法，后肿消痛止。又如《程原仲医案·卷四》中"佘成庵二令孙患头疮"一案，患者病情危重，程氏以"黄连末五钱，真轻粉末三钱，用麻油调糊瓦器上，稀稠得所"，并将"瓦器反覆，下烧艾叶，缓缓熏之，使遍老黄色，其色亦不宜太黑，放地上，出火毒。次日，又加研二分冰片末，加油调匀，三日全愈。此方治诸人皆效。"再如清代汪艺香在《汪艺香先生医案》中，常根据具体病证斟酌使用膏、汤、丸、散、煎汤代水、粥糊为丸、散汤结合等多种服法。丸剂取其缓效，如青囊斑龙丸、荆公妙香丸、大补阴丸、资生丸、竹沥达痰丸等；丹剂起效迅速，疗效显著，如控涎丹、活络丹、辟瘟丹、封髓丹、人参回生丹等。在治疗一"头痛"患者时，汪氏认为"头痛偏甚于左者，肝胆风火痰无疑"，遂采用内治与外治相结合的方法，内服汤药，另"外贴头风膏，方用细辛、川乌、桂心、麝香，研末放布膏内，贴两太阳"，标本兼治，既调理脏腑功能，又缓解头部局部疼痛。由此可见，医家唯有善用生生之具，方能提升生生之效，所谓医者，意也。

四、新安医学医案中的生生之效

"天人合一"医学的深刻内涵源于《内经》对人与天地关系的阐述。《灵枢·岁露论》提出"人与天地相参也，与日月相应也"，《素问·宝命全形论》则强调"人能应四时者，天地为之父母；知万物者，谓之天子"，其核心原则皆为"同气相求，同类相应"。通过自然的生生之气调节人体的生生之气，以追求天人合德的生生之效。新安医家在临证中尤其强调顺应天地自然对治病防病的重要意义。例如，清代叶熙钧在《东山别墅医案》中治疗温热类疾病时，常采用鲜品，如"鲜芦根""鲜生地""鲜石斛""生藕汁"等，以润燥养阴；治疗咳喘、咯血等肺系疾病时，则选用"鲜枇杷叶""枇杷叶露""生梨汁""活水芦柴根"等。这些鲜药药汁具有透发之力，能彰显其鲜纯之性。因此，只有遵循生生之理，助长生生之气，才能发挥生生之效。此外，许多新安医家都极为重视药治过程中医患相得，强调治病先治心，以提高生生之效。《读素问钞》注云："药非正气不能运行，针非正气不能驱使，故曰针石之道，精神进，志意治，则病可愈。若精神越，志意散，虽用针石，病亦不愈。"如明代王琠《意庵医案》记载了多种情志疗法的医案，在"气厥"案中，同县的谢栗官年四十得一子，逾月而夭，妾因"哭之过哀，遂不知人事，七日口噤，摇头而已"，王氏诊之，"以剪挑其齿，以香附末搓舌，少顷则嗳气数口"，以怒冲其郁，并告知患者"诊之脉，明年必生子"，其妾即能言。王氏在医治时，取得患者对医生的信任，也是见效快的关键所在。

五、新安医学医案中的生生之德

《周易·系辞下》有云："天地之大德曰生。"这一中国古代哲学的核心概念，揭示了天地间蕴含的生命力量与生生不息的循环。天地以生养万物为德，医者行医正是对生生之德的践行，这种道德体现在对生命价值的尊重与珍视，以及人与人之间的社会伦理关系中。明代新安医家徐春甫在《古今医统大全·翼医通考》中明确指出："凡为医者，须略通古今，恪守仁义。绝驰骛利名之心，专博施救援之志。如此则心识自明，神物来相，又何戚戚沽名，龊龊求利也。"新安医家通过临床实践，将生生之德的理念贯彻于临床防治之中。如明代程原仲在《程原仲医案·卷三》中指出，疾病的发生、发展与转变是一个复杂的过程，需要时间与适当的调理。治疗过程需耐心与细心，若急于求成，反会对治疗产生不良影响，所谓"夫病最宜耐心调养，性急甚害事。如炼丹要火候到，少怀欲速之心，则宋人揠苗之谓也"。又如清代叶昶在《红树山庄医案》中记载了一则戒鸦片烟的药物组成与服药方法："明党三两、金樱子二两、归身一两、大熟地三两、芡实二两、川柏三两、莲须二两、炒续断二两、鹤虱六钱、北五味四钱、左牡蛎三两、丹皮一两。右药共研细末，另加烟灰三两，熬水过笼，滤清，将烟水和入药末内，又加红砂糖四两，拌匀为丸，每瘾发吞服四钱。"在清末鸦片烟流行的特殊背景下，叶氏积极寻求有效的戒鸦片烟方法，这段记载不仅体现了他对戒鸦片烟疗法的研究与探索，也展现了他为医的爱国情怀。再如《王任之医案》中，近代新安名医王任之认为"日月天地皆可入药"，体现了中医与自然界和谐共生的理念，并指出中医现代化与西医中国化是中国医学发展的两条重要路径，这不仅是医者的责任，也是医学研究者应遵循的方向。他的观点强调了中西医结合的必要性，旨在通过融合中西医的优势，开创中国医学的新气象。王任之的思想与实践，充分展现了医者的仁心仁术与家国情怀。

中医药学顺应自然，循"生生之道"，展现天地大道，强调天地对人的影响，即向"道"而行。新安医家提出了一系列影响深远且具科学价值的"生生之道"，涵盖病因病机、辨证诊断、治法方药及药性药效等多方面的学术观点与理论创见，尽显丰富多样的"生生风格"。在各自的临床实践中，他们更展现出对中医"生生之道"的继承创新、兼容并蓄及灵机活法的特质。中医药学代表着未来医学的发展方向，禀承天地"生生之道"传承千年。新安医家在"生生之道"原则的指导下，形成遵生生之理、养生生之气、用生生之具、显生生之效、明生生之德的医学医案，推动中华文明焕发出更大的"生机"，这正是中医药学"生生之道"的职责所在。

第三节　新安医学医案类典籍中的叙事医学文化

作为循证医学与人文社会科学之间的重要桥梁，叙事医学是一种基于人文主义与个体化医疗理念的医学实践模式，强调医生通过深入理解并回应患者的疾病经历来提升医疗效果。叙事医学由具备叙事能力的医生实践，而叙事能力则是指吸收、解释、回应疾病故事，并为之感动的能力。新安医家注重实践经验的总结，以典籍文献的形式留存了大量医案，不仅蕴含了中医学独特的文化属性，也体现了著者的叙事能力。新安医学医案中既记录了医者的临证得失，也包含了对医道医理与心得体悟的探讨。本文基于叙事医学视角，从新安医学医案的叙事呈现方式、叙事呈现的多维度互动关系及医者视角的叙事反思三个方面进行解读，旨在揭示有效沟通的重要性，推动医学理论与医疗实践的融合，并为中医平行病历的书写和中医医案教育提供参考。

一、叙事呈现方式

新安医学医案或亦案亦论、夹叙夹议，或过程详尽、脉案完备，或案语极简而意义深刻。它不仅是医疗记录，更充满了叙事内涵和情感表达，构建了一个医患共同参与的身份建构场景。在这一场景中，医患双方皆为主体，通过对话与合作，共同面对疾病，探索生命的深层意义。这种医疗实践不仅提升了医疗服务的质量，也丰富了医学人文的内涵。

（一）时间性：关注疾病时间与生命时间

新安医家历来重视时间医学思想，强调"天人合一""阴阳平衡"等整体观念，在临证实践中注重患者的患病时间与诊疗时间的特点，从而更好地把握疾病的发生、发展和转归规律，为患者提供更为有效的治疗方案。例如，近现代新安名医程门雪生前治疗温热重症甚多，以应变迅速、能攻能守、稳扎稳打著称。在《程门雪医案》中，"气血两燔春温重症"一案经程氏十六日、十二诊次的抢救，患者从昏蒙到清醒，从壮热到热退，成功渡过了内陷和动风两个大关。案中关于辨证和治疗方法均有详实记载。初诊时，程氏考虑患者温邪犯肺，痰热逗留，虽温邪主要在气分，但已入营分，故以豆卷、桑叶、甘露消毒丹等为主，清温透热。中期（二至四诊）温邪在气分更见狂炽，病已入血分，难以透出，遂以鲜生地黄、鲜沙参、豆卷、桑白皮、牛黄清心丸等气血双清。极期（五至七诊）温邪已得透解，以清肺养阴、化痰开窍为法，撤去豆卷、桑叶等气药，加入鲜石斛、玄参、鲜石菖蒲，改牛黄清心丸为至宝丹，以清营开窍兼防痉厥；气分之邪陆续外透，险症得以挽回，病情转危为安后（八至十诊）则用鲜沙参、鲜石斛等养阴清肺化痰。后期（十一至十二诊）撤去鲜石斛、玄参，改用天花粉、芦根等配合远志、茯神、龙齿等安神之品善后调理。程氏善于掌握透气凉血和轻、重、缓、急的全局变化，根据病情的不同阶段灵活调整治疗的轻重缓急。

（二）独特性：重视患者个体差异性和主体性

新安医家常根据患者的个体差异与疾病的复杂性，在不同阶段采取相应的治疗方案，不仅关注疾病本身，还重视患者的自我感受与主体性。例如，明代程原仲在《程原仲医案·卷三》中记载了"吕公暑月伤寒"一案，程氏采用附子理中汤进行治疗。他强调，在暑月使用热药，是基于四时气候的变化，遵循"必先岁气，无伐天和"的原则。当时患者处于极度虚弱的状态，必须使用附子理中汤，此药能回阳救逆，力挽危局。程氏还指出："医家全在审脉、审证以知其外，识脉以洞其中，未有治疾不愈者也。"这旨在强调医者需准确诊断病情并辨证施药，体现了中医注重个体差异、强调整体观念与辨证施治的特点。

（三）因果性及其偶然性：分析疾病诊治的因果关系与偶然关系

分析患者叙事中的因果关系与偶然性，是指医生结合患者的社会境遇、心理波动、文化投射等偶然因素与生物学必然因素，形成对患者疾病因果关系的判断，从而作出最优医疗决策。例如，明代程茂先在《程茂先医案》中记载的"伏阴证"一案：患者口渴妄言，心烦目赤，欲卧冷地，手指渐寒，烦躁不得眠。程氏诊断此为伏阴证，因邪热留伏阴分，耗灼阴津，"非参附不可挽回"，故以大剂温补以救其本，患者果然日渐恢复。然而，数日后不慎再次发作，延之多日不解。程氏诊察后，见其舌硬纯黑，遂投以辰砂天水散，清热解渴除烦，调理月余而愈。有客不解，问道："前日药用大热，今日为何又用大寒？"程氏答道："此非尔所知，即予同道中亦有所不能解者。况医之为道，随机应变，如盘走珠。若执前日之谈，此乃刻舟求剑，而能当此司命之任耶？"他指出，两次病机有所不同，医道需随机应变，若固执于前法，如同刻舟求剑，怎能胜任司命之责？程氏还强调，在医疗过程中应保持虚心态度，不断探索，以更准确地把握病情、识别真伪、探求本源。"是以凡遇重病之家，必多请高明之士，自有奇见。其医者，遇疑难掣肘之症，当自虚心，幸勿包揽，如斯方不负济人利物之心，而亦不致误伤生命矣！"

（四）主体间性：强调医患同心合力

明代孙一奎的《孙文垣医案》素以临证过程记载翔实著称，如"文贵者时疫，漏底发热，谵语有发明案"一则，不仅展示了孙氏面对复杂病情时的诊疗思路与方法，还详细记录了医患之间的多次交流与探讨，堪称孙氏医案中的精彩之作。这种以患者为中心的诊疗理念，亦与西医学所倡导的原则不谋而合。本案患者为孙氏亲属的熟人，前医治疗无效，孙氏依据其脉症开出处方，方剂综合了柴胡汤、白虎汤、葛根汤的组方原理，连服三剂后，诸症稍有缓解。孙氏遂对原方的药味与剂量进行调整，又连进二剂，效果显著。随后，孙氏留下三剂药，并叮嘱患者不可多食，否则"余热复作，必成食复"。然而，患者因饮食不慎而复发，病情较前更为危急。孙氏再次赶来救治，以"加枳实、栀子各三钱，淡豆豉二钱，煎饮之"，二剂之后，懊恼止，余症仍在，入夜尤甚。孙氏于前方减去豆豉，加黄连、麦冬、生地黄、白芍，一日二剂，三日服毕，并再三叮嘱饮食需谨慎，调理半月方可痊愈。孙氏指出，本案为春温时疫，属少阳、阳明合病，并援引《伤寒论》，说明柴胡汤、白虎汤、葛根汤为对证之药，故力排众议，终使患者转危为安。

（五）伦理性：对医学伦理的意识

新安医家普遍具备较高的职业道德修养，深刻认识到医者对社会和患者群体所肩负的道德责任。清代陈鸿猷在《管见医案》序中写道："弱冠时，每见同里人构疾者，因名医路阻，率延近处乡先生，有偶中而瘳者，有不幸遭其诬枉夭折，含冤九地者。莫不为之生怜耿悯，怏怏于怀。""医虽小道，却有起死回生之功，不得不事之时。""若废则不情，而坐以待毙，为慈孝仁贤所不能忍者，无古今贵贱一也。"这些言辞充分体现了陈氏对生命的尊重与对患者的深切关怀。此外，新安医学医案的记载不仅包括成功的验案，也如实记录了疗效不佳甚至失败的案例，这种真实客观的记录对医学发展和医生临床经验的积累至关重要。清代汪艺香在《汪艺香先生医案》中面对危急重症时指出："但既操司愈之权，虽属临渊结网不及之事，不得不紫思披素，上挽天机，下尽我心，是固有数存焉者矣。""是症波折既甚，用药可谓掣肘，拟方冀能应手，未识有从人愿否。"在病情极为严重的情况下，用药难免受限，拟定的药方虽希望能奏效，但结果未必尽如人意。这些论述展现了汪氏的治疗态度与理念：医生需勇于承担救治责任，深思熟虑并坦诚面对患者及其家属，即便在患者垂危之际，仍尽力寻求生机，同时坦然接受治疗的不确定性，却始终心怀希望。

二、叙事呈现的多维度互动关系

叙事医学强调对四种重要叙事关系的认识：医生与患者的关系、医生与自己的关系、医生与同事的关系、医生与社会的关系。新安医学医案中有多处互动细节的描写，丰富了医案叙事的内容，为医学实践提供了更加全面和人性化的视角。

（一）医患互动细节呈现医患关系

新安医家中的诸多医家都十分重视在药治过程中医患相得，以提高生生之效。其中，许多医患互动的细节充分体现了传统中医治疗中的人文关怀和信任关系。例如，明代汪机在《石山医案》中记载的"真阳虚衰喘证病亡"一案：患者病危之际，对其子言："愿得石山先生来，吾无憾矣。"其子深夜延请，只为求一见。囿于当时医疗条件，加之患者患疾年久日深，天癸已竭，真阳大衰，汪氏"视其脉皆萦萦如蛛丝"，虽回天乏力，但可见石山先生在病患中声望极高。又如清代汪廷元在《赤崖医案》中记载的"家无阙翁病温危急治验"一案：患者在服用汪氏开具的方药后，各症俱减，见汪氏以手诊脉，乃云："君来吾得生矣。"后调理半月而安。汪氏当时尚在设馆教书，患者认为其临证经验丰富，力劝其以医术济世。本案充分展示了汪氏医生在医术方面的卓越技能及其对患者的责任感，同时也彰显了患者对汪氏的高度信任。

（二）医者之间互动细节呈现竞争与合作关系

新安医学的繁荣发展，离不开医家的理论创新与学术争鸣。新安医学中的诸多医案，通过医者之间的互动细节，呈现出竞争与合作的关系。清代汪廷元《赤崖医案》中载有数则这样的医案。在"江汉若兄齿衄去血不知几斗"一案中，患者齿衄，病因在于忧思郁结；病机为郁火冲激，齿龈脉络破损；病位则在上龈，属"阳明胃中蕴热"。诊断明确后，汪氏以大黄枳壳汤釜底抽薪。然而，患者犹豫不决，转而延请他医，结果误用寒凉止血之剂，导致出血更甚，甚至有医者欲用参芪之品补气。汪氏遵循"宜行血不宜止血"之训，坚持使用前方，病情方获转机。在"家无阙翁病温危急治验"一案中，患者呈现"邪传心营，肝风煽动，津液枯涸，正不胜邪"之象，汪氏细加辨证，以生津养液、清热解毒之法扶正祛邪，病情遂获转机。然而，其他医生私下认为患者年高，绝食已八日，遂将药量减半，并暗加人参二钱干预治疗，结果导致患者半夜忽然昏躁不宁，舌肿满口。汪氏感叹道："翁向以国士待我，故排众议而力任之，乃方信而忽疑，虽扁仓无能为役。"（患者一向以国士待我，故我力排众议主用此方药，诸医若是生疑，即使是扁鹊、仓公也无能为力）于是，汪氏坚持原治疗方案，毅然在前方中加川黄连、紫雪。次日，患者舌肿顿消，各症俱减，后调理半月而安。

（三）医者与门人互动细节呈现师徒相授的传承关系

新安医家与门人之间的互动细节深刻展现了师徒相授的传承关系。这种传承方式不仅保证了医术和经验的代代相传，还促进了新安医学的整体发展和进步。同时，师徒之间的道德教育和情感交流也为新安医学的传承增添了更多的人文关怀和温度。清代郑重光在《素圃医案》中编选医案时，刻意多选温法效案，以"补专事苦寒之偏"，并在自序中表明本书的写作目的。虽然"案帙繁多"，但他简化了"用先圣成法与治合丹溪，后人不尽眩惑之证束而皮之"，独摘取其中那些严重危害人体而相似的疾病，汇编成四卷，用以教示门人。在"伤寒治效"一节的小结中，郑氏召门人熊青选，授以治法，通过与门人的互动和讨论，传授了医术和治疗方法，并强调了对三阴和三阳证的认识和处理。他指出："上伤寒诸案，皆属三阴而关三阳者。盖三阳证显明易见，诸道中治无遗病，即光所治，亦无异于诸公，特以亢害之证，似是而非者，令儿辈录存，以示诸门人，非略三阳也。"这样做的目的是教示其他学生如何识别和处理这些疑似疾病，让学生们保存，用以教示其他学生，而不是忽略三阳证。这些用心良苦的做法都体现了郑氏对医学教育的重视和对学生的关爱。

三、医者视角的叙事反思

叙事反思是叙事能力的核心要素，是指讲完故事后，对故事的意义进行评论，表达自己的观点和情感，反思自己的行为及故事带来的启发，是提高个人素养的重要途径。

（一）对医者医疗行为的反思

新安医家对医者医疗行为的反思，是一个深刻且多维的过程，这源于医学实践的挑战、患者需求的多样化及医者自身职业素养的追求。这种反思体现了医者对医疗行为审慎与果断并重的认识，对医术与医德统一的追求，以及对患者高度责任感。如清代吴楚在《医验录·初集》中指出："若医之为道，一言之得失也，即系人之死生，岂亦可不论不议，以为全吾厚道乎？若不论不议，而竟听人之受误致死，又何厚道之有？"医学不仅仅是一种技术，更是一种责任。医者的每一句话、每一个诊断和治疗决策，都可能直接影响患者的生命安危。因此，作为医者，不能对自己的医疗行为掉以轻心，必须进行严谨的反思和讨论。如果医者对自己的言行不加审视，不对医疗行为进行必要的讨论和评议，那么一旦出现误诊或误治导致患者受害甚至死亡，就违背了医者应有的职业道德和责任。同时，吴氏在其《医验录·二集》中针对时弊作《医医十病》一文，深刻批评了当时医疗行业中存在的一些严重问题，痛斥某些医生不学无术、脉证罔辨、轻忽人命、遵守时套、曲顺人情、轻药保命、妒嫉谗谤、欺哄诈骗等十大弊病。可见，即使在古代社会，关于提高医疗服务质量、加强医德医风建设等问题也已经引起了人们的关注。这些问题至今仍是现代医疗卫生领域面临的重要挑战之一。

（二）对患者依从性的反思

新安医家指出，患者的低依从性对病情转归会产生消极影响，而提高患者治疗的依从性对保证治疗效果、改善疾病预后有着举足轻重的作用。如《石山医案》中"伏病不治"一案，汪氏子"形瘦而脆，色白而嫩，年逾二十"，本欲外出。汪氏诊视良久，告之曰：某时病将发作，并留书一封，劝其勿行，然汪公子未从。后果然如期发病，终未能愈。又如《赤崖医案》中"吴渭川翁肿满奇症愈后复病误治"一案，患者曾患肿满重症，经加味肾气汤治愈。汪氏嘱其谨慎自爱，以防复发。然患者愈后未遵医嘱，因饮食与房事不慎，触犯"食复""劳复"之忌，致旧病复发。后他医误以实证治虚，终至不治。再如清代程杏轩《杏轩医案》中"家炳然兄女肝郁气厥，实有赢状"一案，患者气机逆乱，郁而化火，形成血厥实证，前医误投补剂，犯"实实"之戒。程氏曰"依吾用药则生，否则难救""吾守此，勿迟疑也"，遂速用行气化痰之药治之。患者家属从之，立取药煎服，后果寝食俱安，如期而愈。

（三）对医患与社会关系的反思

医学作为社会文化的产物，医患关系不可避免地带有社会烙印。明清时期，多数医者以谋生为从业动机，导致医生水平参差不齐。加之当时政府对医疗服务缺乏有效监管，社会医疗秩序混乱。与此同时，患者或轻信人言频繁更换医生，或偶听人言便急于尝试，这种社会价值取向对医患关系产生了消极影响。如明代王珹《意庵医案》中记载的"内有积热，外伤于暑"一案：患者实热内郁，外感时邪，王氏以三黄丸泻火解毒，二日内排出黑粪八次。其父因担心泄泻不止，另请他医诊治。他医不明医理，认为误用三黄丸导致脱底伤寒，欲用参芪补之。王氏坚持"大黄非杀公子，杀公子者参芪也。今黑粪未尽，仍当用大黄推陈致新，待见黄粪后，以黄连解毒汤彻去余热。若用参，则舌黑而变生他症"。其父不信，稍用参剂，果见舌黑。至此，其父始疑众医之言，复请卢姓医者诊之。卢医曰："王子之论是也。"后以黄连解毒汤一服而愈。其父叹曰："不信王生而信诸医，几杀吾儿矣。"又如清代叶天士《临证指南医案》对虚劳内伤等心身病证的社会心理致病因素多有详述。叶氏指出"葆真静养，尤为最要""宜远房帏，独居静室""至于颐养工夫，寒暄保摄，尤当加意于药饵之先""若不山林静养，日药不能却病"等，强调心理和社会环境对健康的影响，提倡通过综合调养方法治疗虚劳内伤等心身疾病。

作为中医药传承与创新的重要载体，名老中医的学术成就诠释了中医药文化的核心价值。在新安医学医案的研究中，不仅应聚焦于新安医家对辨证识病、理法方药的精准运用，更应关注其临证诊疗中"以人为本""医乃仁术"的人文关怀特质。通过引入叙事医学视角，本研究旨在为中医医案的叙事医学研究提供新思路，为临床医务工作者提供具有可操作性的人文关怀诊疗示范，同时为叙事医学的本土化研究提供理论补充与实践路径。

主要参考书目

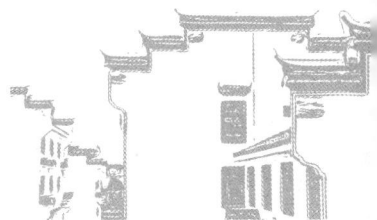

［1］鲍健欣，叶进.略论明代中医医案的成就及影响［M］.北京：中医古籍出版社，2014.

［2］程仑.程原仲医案［M］.北京：中国中医药出版社，2015.

［3］程门雪.金匮篇解［M］.北京：人民卫生出版社，1986.

［4］程门雪.程门雪医案［M］.上海：上海科学技术出版社，2002.

［5］程茂先.程茂先医案［M］//新安医籍丛刊医案医话类（二）.合肥：安徽科学技术出版社，1995.

［6］程敬通.程敬通医案［M］.唐文吉，唐文奇校注.北京：人民军医出版社，2013.

［7］程杏轩.杏轩医案［M］.储全根，李董男校注.北京：中国中医药出版社，2009.

［8］费伯雄，等.孟河四家医集［M］.南京：江苏科学技术出版社，1985.

［9］洪桂.洪桂医案［M］//新安医籍丛刊医案医话类（三）.合肥：安徽科学技术出版社，1995.

［10］李济仁.李济仁新安医学考证［M］.北京：科学技术出版社，2015.

［11］李济仁.新安名医及学术源流考［M］.北京：中国医药科技出版社，2014.

［12］刘更生.医案医话医论名著集成［M］.北京：华夏出版社，1997.

［13］潘云.基于汪机营卫论的中医营卫学说研究［M］.北京：中国中医药出版社，2016.

［14］钱超尘.汪机事迹著作及从医考［M］.北京：中医文献出版社，2006.

［15］沈庆法.叶天士对奇经八脉的认识与运用［M］.上海：上海中医药出版社，1979.

［16］孙一奎.赤水玄珠全集［M］.凌天翼点校.北京：人民卫生出版社，1986.

［17］孙一奎.孙文垣医案［M］.许霞，张玉才校注.北京：中国中医药出版社，2014.

［18］汪机.汪石山医学全书［M］.高尔鑫编校.北京：中国中医药出版社，2011.

［19］汪艺香.汪艺香先生医案［M］.张国铎点校.上海：上海科学技术出版社，2004.

［20］王琬.意庵医案［M］.张金鼎，曹鸿云校注.南京：江苏科学技术出版社，1986.

［21］王鹏.安徽中医古籍总目提要［M］.合肥：安徽科学技术出版社，2021.

［22］王乐匋.新安医籍考［M］.合肥：安徽科学技术出版社，1998.

［23］王仲奇.王仲奇医案［M］.上海：上海科学技术出版社，2004.

［24］吴楚.吴氏医验录［M］.李鸿涛，张明锐，贺长平校注.北京：中国中医药出版社，2011.

［25］徐春甫.古今医统大全［M］.北京：人民卫生出版社，1991.

［26］李鸿涛.新编中国中医古籍总目［M］.北京：中医古籍出版社，2023.

［27］叶天士.临证指南医案［M］.北京：人民卫生出版社，2006.

［28］叶天士.徐批叶天士晚年方案真本［M］.徐大椿评批，刘志龙整理.北京：中国中医药出版社，2018.

［29］叶天士.叶天士医学全书［M］.黄英志主编.北京：中国中医药出版社，2020.

［30］余国佩.婺源余先生医案［M］//新安医籍丛刊医案医话类（三）.合肥：安徽科学技术出版社，1995.

［31］余国佩.医理［M］.边玉麟，夏学传点校.北京：中医古籍出版社，1987.

［32］张介宾.景岳全书［M］.太原：山西科学技术出版社，2006.

［33］张聿青.张聿青医案［M］.上海：上海科学技术出版社，1963.

［34］郑日新.新安医学五官科精华［M］.北京：中国中医药出版社，2009.

附录（书影节选）

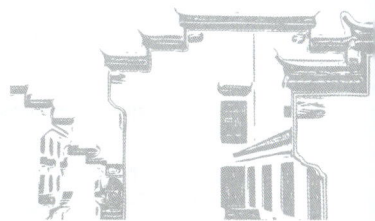

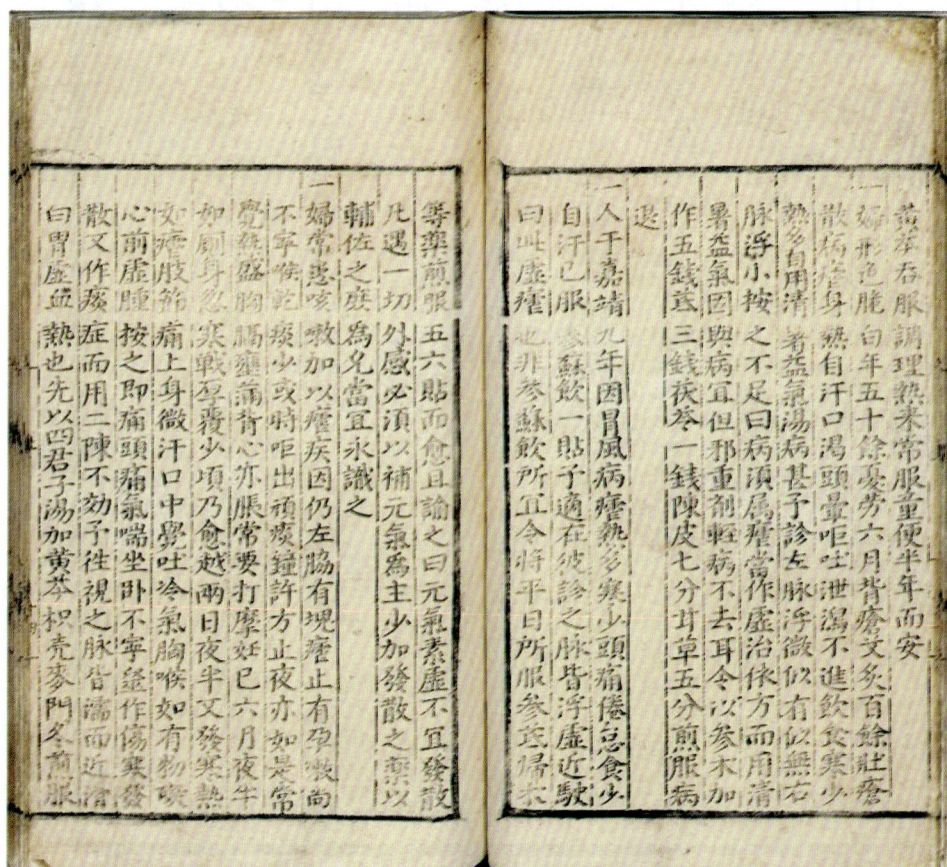

图 1　明嘉靖二年（1523 年）许忠刻本《石山医案》（中国国家图书馆藏本）

醫藥十戒

欲奏醫中之功當先去醫中之弊

閟中一一拈出榜之卧側以便朝夕儆惕之其於信十

見之欲附入醫驗録中余止之曰此余暗室自矢不可

以告人也坦公曰使人同守此菩薩戒卽同證無上菩

提豈非滅度無量無邊之大願力奈何秘之枕中而猶

存人我相耶余曰諾遂録一遍授之亦願與同志者共

戒之如非同志則聽其吐罵可也畹菴吳楚識

一戒貪吝自炎帝嘗百草軒岐闡發精微歷代聖賢窮極

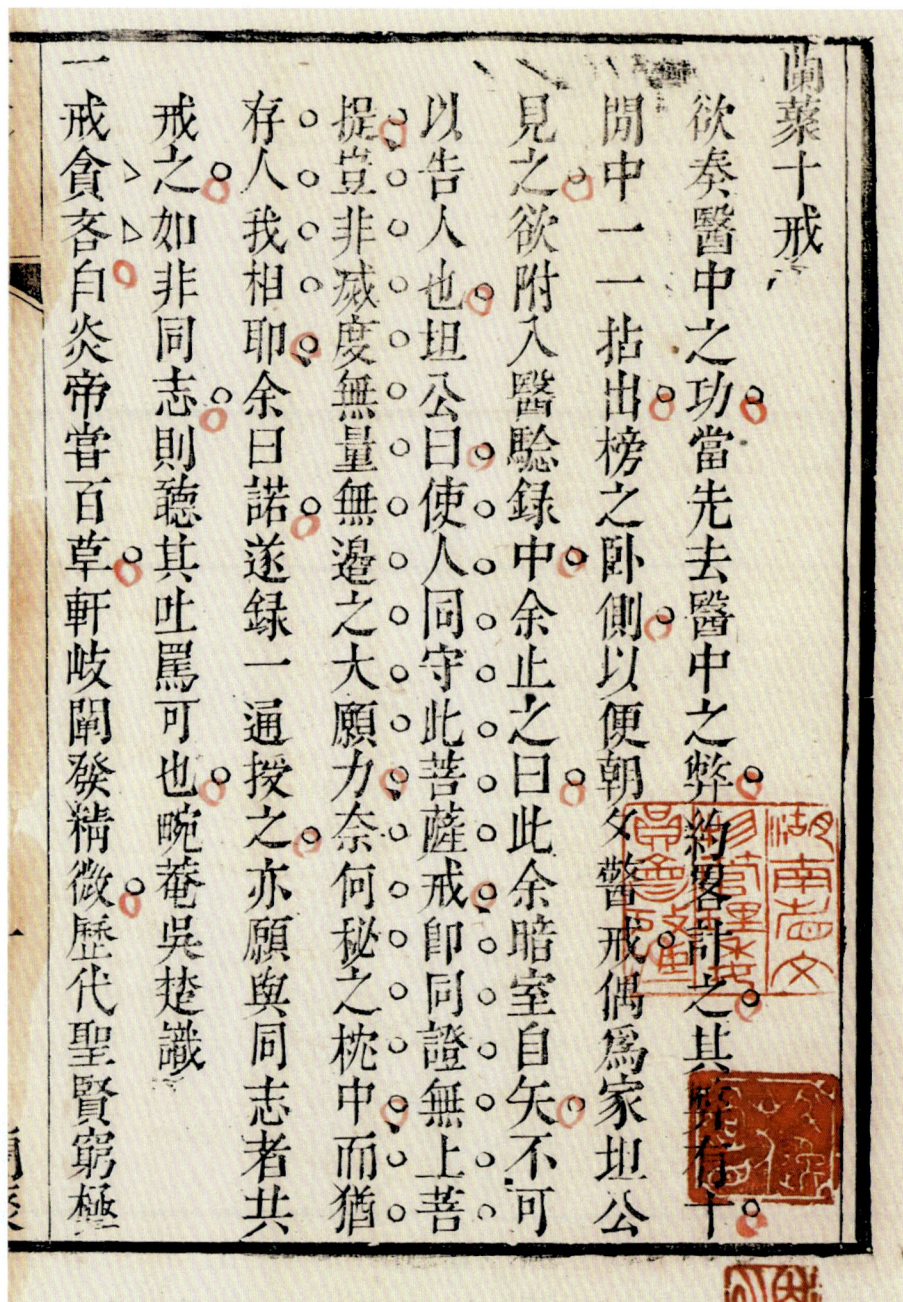

图2　清康熙吴元度刻初集、清乾隆十八年（1753年）汪宽刻二集畹香草堂藏板

《吴氏医验录》（中国中医科学院图书馆藏本）

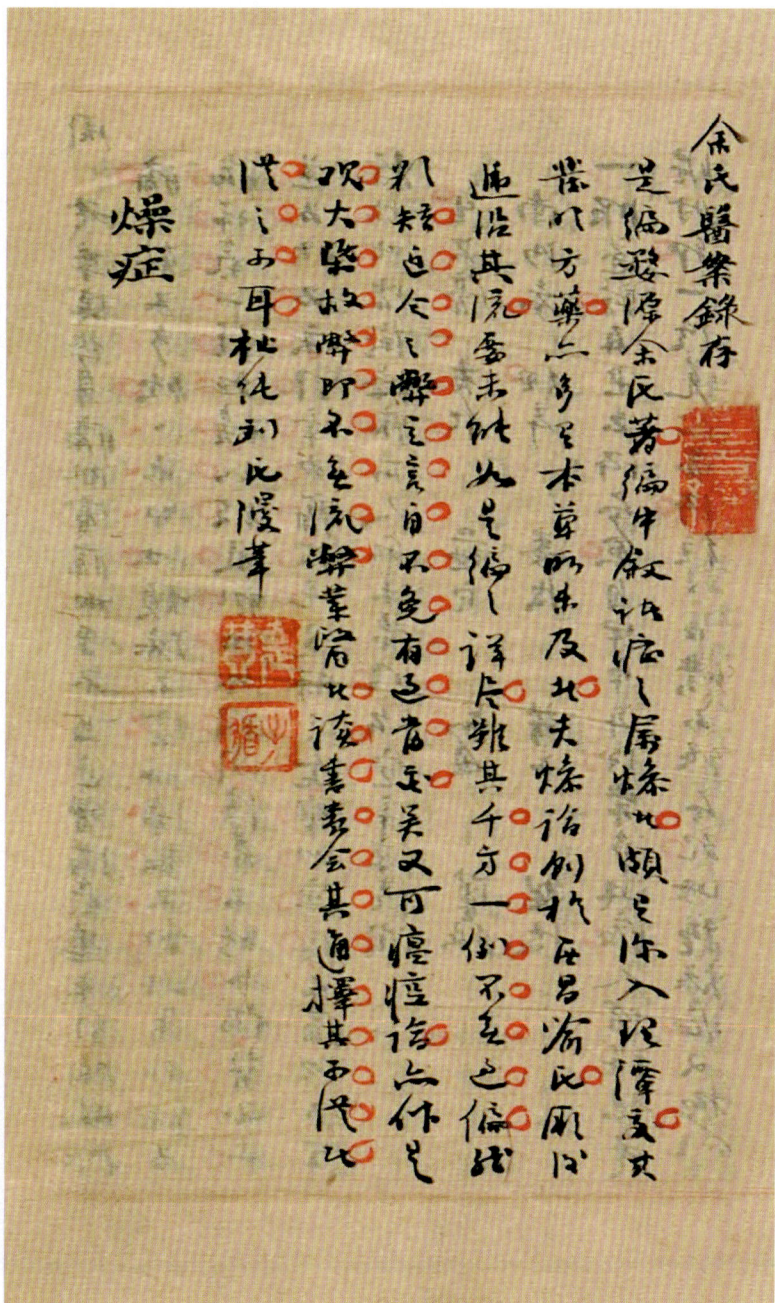

图 3　清咸丰一年（1851 年）辛亥刘祉纯抄本《婺源余先生医案》

（安徽中医药大学藏本）

紅樹山莊醫案輯錄序

歲囷於帖括之學於世事略不經涉以為吏與醫固異軌也

迨囊筆游皖中先後凡二十年日夕接見賢豪長者聆其緒論始

稍稍擴其學識及見今之為吏者凡民間疾苦無復有燠休煦沫

之心即間有自振之士亦大牢習為文具古所謂神君父母曾不

多覯也方今東南多故民之病於憂患流亡者視疇昔十倍過

之安得一二良有司索致病之因求對症之藥使塞者通利

之弱者培益之盡其邪穢攻其沉鬱振刷其所委靡俾疾苦

無告之民骨登於仁壽之域乃謂生死肉骨非吾輩今日事

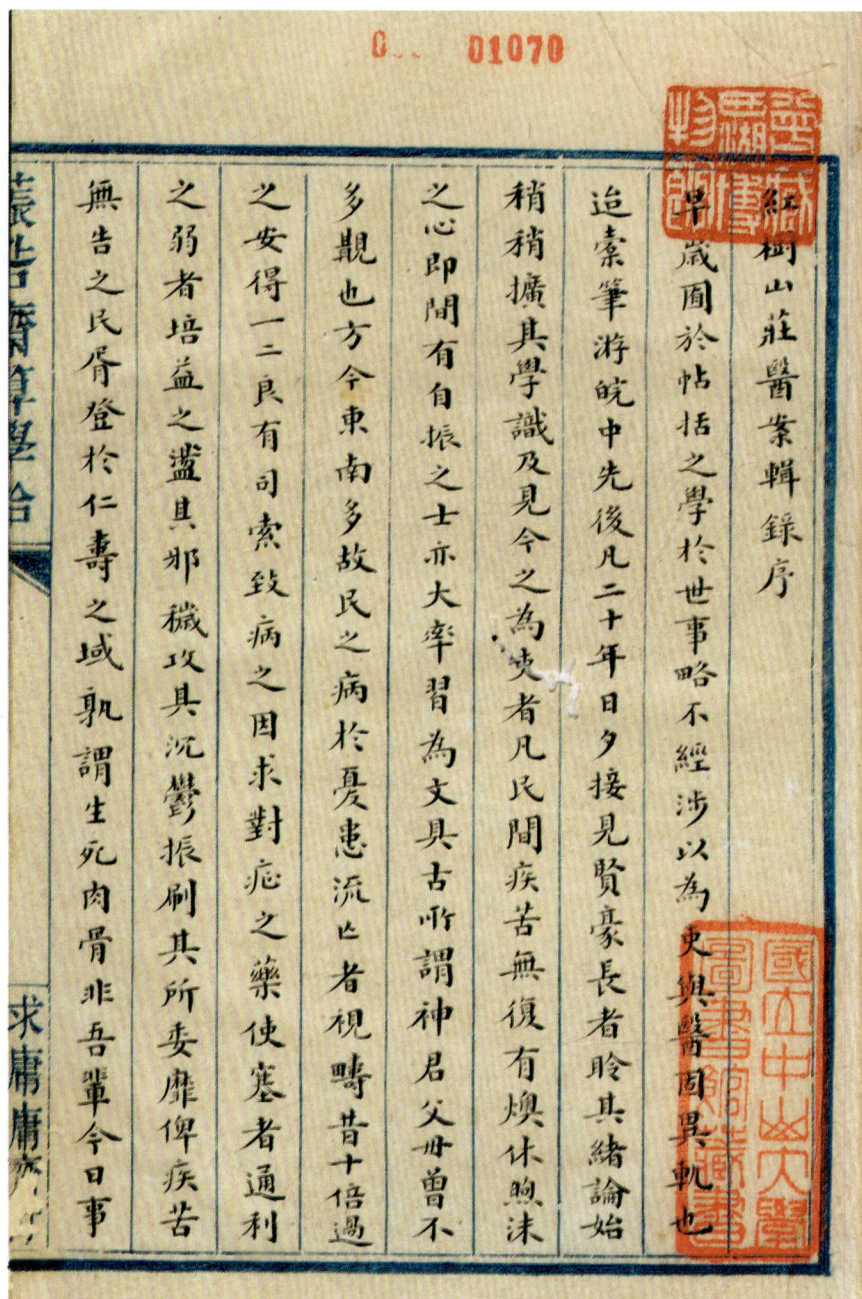

图 4　《红树山庄医案》（中山大学图书馆藏本）

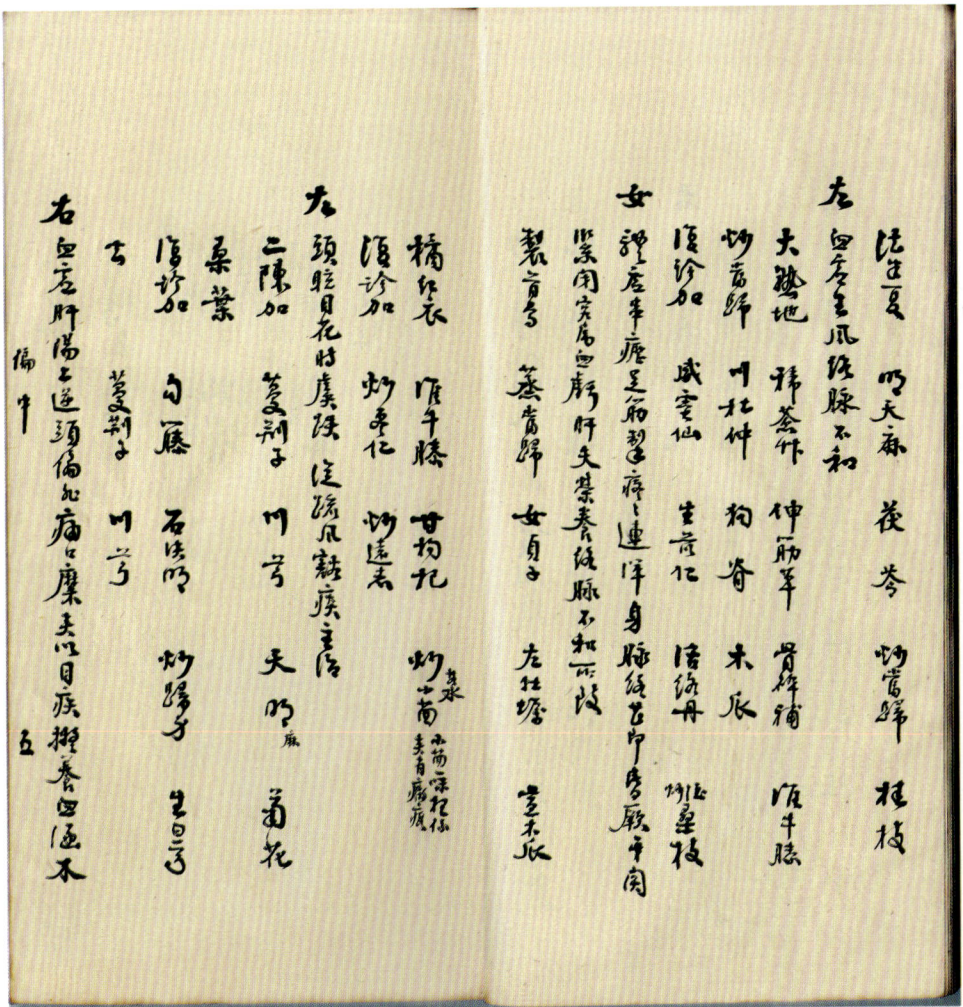

图 5　《红树山庄医案》（安徽博物院藏本）